四十歲的男人
千萬別只剩一張嘴

睡不好、沒性趣、有三高！
一本寫給所有中年男人的健康注意事項

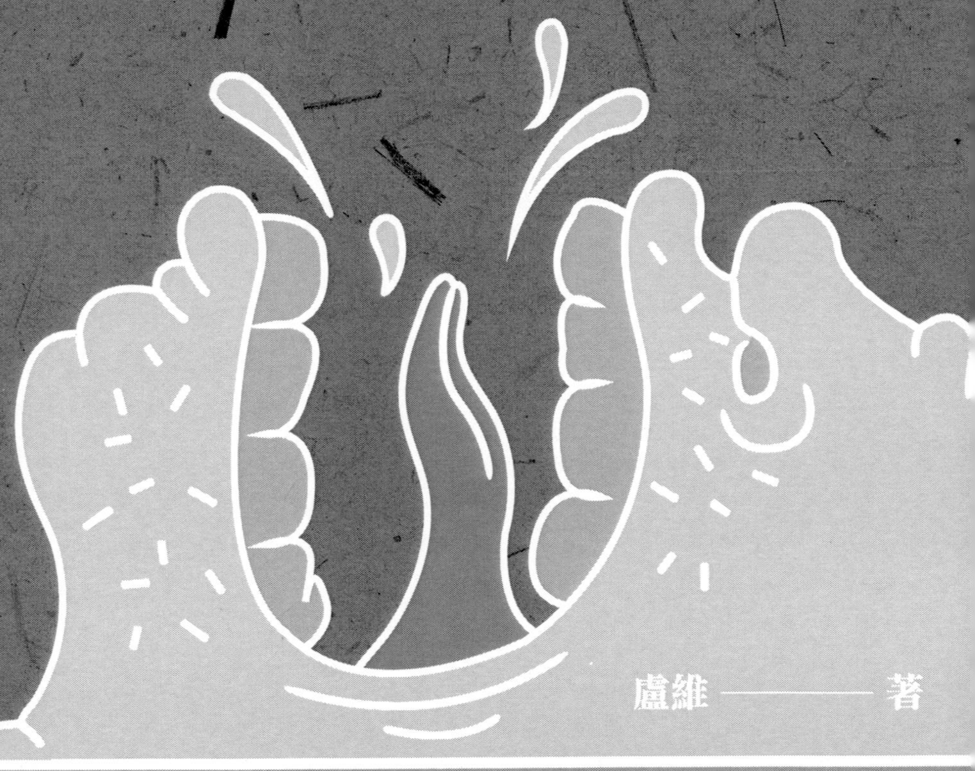

盧維——著

為不惑之年的你解答，那些說不出口的中年難題

即使夫妻幾十年，也請不要把性愛當作業
痛風，吃出來的中年「富貴病」
你的睡眠時間有超過 5 小時嗎？
漸漸變老的你，運動也要與年輕人不一樣！

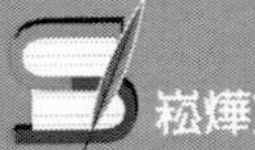

目錄

目錄

前言

40 歲，對於男性而言，已經是人到中年，身體的各個器官功能開始出現衰退。但是，40 歲，又正是男人建功立業，事業有成的最佳時機。所以，很多 40 歲的男人都在為自己的事業「拼命」，過勞而死已經不再是新鮮的事情。

對於 40 歲的中年男性來說，沒有誰不希望自己有一個強健的體魄，更沒有哪一個女人希望自己家中的「支柱」塌下來的，也沒有哪位父母不希望自己的孩子能夠健康幸福一生。

因此，作為 40 歲的中年男性，當你們在為了自己的事業而拼命打拼的時候，千萬不要忘記了學會關照自己，愛護自己。

但是由於男性社會角色和生理特點等多方面的因素，男人通常不會像女人那樣懂得關注自己的身心健康。

實際上，現如今的男人由於在家庭、工作、經濟等方方面面有著巨大的壓力，以及生活方式的改變，因此男性的健康問題也變得日益出。

男人的健康關乎個人、家庭、社會，更關係到整個人類社會的生存和發展，我們只有認真普及男性健康知識，才能夠讓我們獲得身心的全面健康。

40 歲成功男人，若想真正回歸到健康狀態，除了要重視，還要積極地採取各種行動。具體的方法有很多種，基本上都囊括於本書之中，你需要做的就是耐著性子看下去，掌握大部分的內容，然後落實到平常的工作和生活中 —— 這也是本書的初衷所在。

那麼，從現在開始，就讓我們遠離不良的生活方式，保持積極的心態，時刻告訴自己要呵護健康，養成健康科學的生活習慣。

本書是一本專門為 40 歲左右的中年男性朋友精心打造的健康指南。本身從身心變化、飲食調理、運動健身、生活起居、器官養護、疾病防治、心理調適、性愛生活以及養生智慧等，全方位、多角度地解讀了中年男性的健康密碼，以及一些常見的健康盲點，指導中年男性早日遠離不良的生活方式，迎來健康快樂的人生。

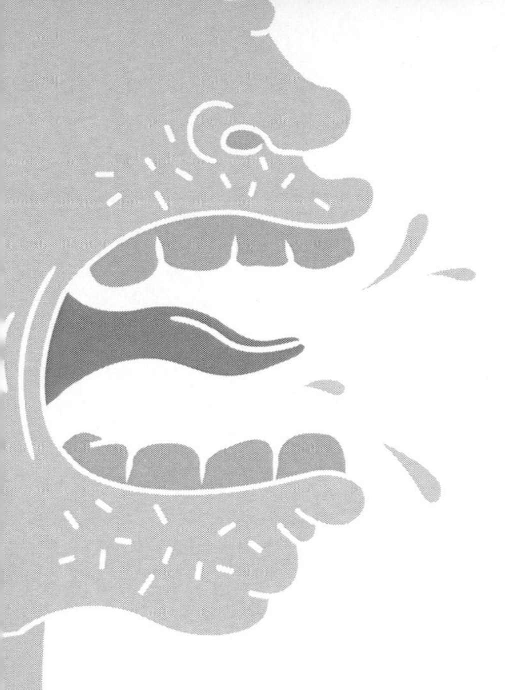

第 1 章
40 歲男人，警惕「衰老危機」

根據一項關於健康的最新調查顯示，在亞洲，約有 15% 的人是健康的，15% 的人是非健康的，70% 的人呈亞健康狀態。也就是說，你可能沒有生病，但實際上，你並不是一個健康的人。在報刊、雜誌上，我們經常能夠發現很多 40 歲左右的男士存在健康問題，尤其是一些所謂的成功男人，他們表面上風光無限，實際上卻要以身心健康透支為代價。

40 歲是男人健康的關口

人從生命開始的那一天起，就進入了發展的自然歷程。從出生到幼年、少年、青年、中年，而後到老年，直至死亡，這是人生的必然規律。

人們習慣把人的一生劃分為 4 個階段：即少年 (包括嬰幼時期)、青年、中年和老年。隨著社會前進的步伐，人類的平均壽命一直在增加。

20 世紀初，世界上活到 70 歲以上的老人還寥寥無幾；但現在，活到這個年齡的人已比比皆是。根據這一現狀，世界上不少科學家提出，應將人的一生分成 5 個，甚至 6 個、7 個階段，其中把老年階段又細分為年輕的老年人、老年人、長壽老年人三個階段。但是比較一致的意見還是分成 4 個階段，即少年、青年、中年、老年。這種劃分方法比較科學地反映了人類本身生長發展的規律。

世界衛生組織對老、中、青年年齡界限的新劃分是：

青年人	39 歲以下
中年人	40 歲至 59 歲
年輕的老年人	60 歲至 74 歲
老年人	75 歲至 89 歲
長壽老年人	90 歲以上

人到中年，身心發展達到成熟，組織器官發育完成，人體對內外環境的反應也基本定型，一般都具有應對複雜繁重負荷的身心素質條件。但緩慢發展的生理變化，會讓人驀然感到「力不從心」或「身心交瘁」。

這是因為人的一生都在發育，都在變化，「人生旅途」中的各個階段都存在著關鍵期。例如，生理器官雖「與生俱來」，但要到十二三歲才會遺精 (男性) 和初潮 (女性)，才會出現第二性徵。25 歲左右生殖功能又從頂峰開始下跌，表明存在著「潛在的衰老」。45 歲左右 (女性) 或 50 歲左右 (男性) 又會出現更年期。69 歲左右是疾病危險期，等等。

對人生關鍵期的研究遠不止於此，它已發展成為一門新興的、完整的學科 —— 生理時鐘學說。自從醫學創立以來，人們都習慣於空間研究而忽略了時間因素。但「時空是一切事物存在的基本形式」，脫離時間的、單純的空間研究有時會導致錯誤。節律性就是生命的重要特徵之一。

人體的節律性不僅表現在一天中的波動 (稱為「晝夜節律」) 上，人的一生也有節律。每個人的一生都要經過生、長、壯、老、死，誰也逃不了這一規律。到了什麼年齡便會出現什麼特徵。科學家經過研究發現，人體記憶體在著一張「預定時刻表」，由它在指揮著人體的發育，使之呈階段性進展，表現出各種人生關鍵期。形象地說，人體內有「生理時鐘」。它支配著人的生命活動。它的運轉正常使人體充分顯示出生命本色。

據醫學資料統計，從 40 歲後人的各項生理機能素質以每年 0.75% ～ 1% 的速度下降。如心肌的重量以平均每年 1 ～ 1.5 克的速度增加，心肌傳導組織老化，心臟的代謝能力逐漸下降。

然而，中年人的保健意識卻嚴重落後。據衛生組織的一項調查表明，亞洲 35 ～ 40 歲年齡群眾中對高血壓的知曉率、治療率最低，健康意識最為淡漠。另有報導透露，許多人一生用於健康的花費，其 80% 都是用在了生命的最後兩年。不少中年人因過重的工作、生活負擔巨大，加之各種精神壓力形成的惡性循環，結果非但健康沒有得到「儲蓄」，反而被屢屢「透支」，最終健康庫的空虛導致了其英年早逝的悲劇。

可見，中青年人如何控制疾病危險因素，已成為生命工程的突出問題。

醫學專家建議，人過了 40 歲，每年應主動去檢查是否患有高血壓、糖尿病、癌症等疾病或這些疾病的隱患。

中年是一生中付出最多的時期，是最需要保住身體「本錢」，並且最應該投資的時期，無怪乎世界衛生組織特別冠之以「生命保護期」。

衰老危機源於生理機能的變化

男人一到 40 歲，身體就會產生一系列的變化，生理機能開始慢慢衰退，各種生命器官會從巔峰狀態開始滑落，這樣或那樣的問題就會隨之而來。因此，40 歲成功男人要想好好地維護身體、保持健康體魄，就很有必要對自己身體各器官機能的變化有一個全面瞭解。下面我們一起來看看：

(一) 循環系統之變

隨著年齡的增長，人體大部分臟器都會呈現不同程度的萎縮、重量減輕，而心臟隨著人體年齡的增長反而增大、重量增加。心肌細胞逐漸纖維化，心臟收縮的速度及強度逐漸降低，心臟的排血量開始下降。因而，40 歲男人在運動時，常會感到心慌、氣短，而勞動和運動停止後的恢復時間也會延長。40 歲男人的血管發生著一系列的變化，其中動脈的變化對人體的影響最大，主要表現為動脈管壁中的彈性纖維、膠原纖維等相對增多，平滑肌和水分相對減少。管壁逐漸硬化，彈性減弱，血壓容易波動。男人 40 歲後，由於心臟和血管老化，會直接影響血液循環系統的正常供血功能，容易發生高血壓、冠心病等心血管疾病。

(二) 消化系統的變化

男人進入 40 歲以後，消化和代謝率會出現明顯變化。比如，食道的運動能力開始減退，食物下嚥的時間變長，出現腹脹、腹瀉和消化不良等症狀。由於代謝能力下降，胰島素的分泌量減少，無形中就增加了糖尿病的發病率。此外，還有噁心、岔氣、火燒心、厭食症、體力衰退等一系列外在表現。一旦出現這些症狀，你千萬不要當成是「小事」，應及時去醫院檢查，小心患上胃、腸等方面的疾病。因此，無論是從熱量需要還是從消化功能上來看，40 歲成功男人都需要逐漸減少食量。

(三) 呼吸系統的變化

40 歲男人由於呼吸道粘膜逐漸萎縮，呼吸道對空氣污染的淨化作用將大大削弱。經年累月抽菸以及吸入粉塵、化學物質等，容易患上呼吸系統疾病 (如肺癌)。肺活量及輸氧能力的下降，會使人在進行體力活動時出現疲勞感。再加上肺泡間質纖維增加，肺的可擴張力下降，肺活量減少，使 40 歲男人的呼吸能力降低，易誘發呼吸道感染。

(四) 運動系統之變

40 歲男人的骨骼密度降低，脊椎骨略有壓縮，背部和下肢各部的肌肉強度減弱，體重卻明顯增加。由於骨質含量開始下降，骨質疏鬆使骨質的強度變低，這樣就容易發生骨折。由於活動量少，血管開始蛻變，肌肉因為供血差異而變得脆弱，產生不易恢復的疲勞。此外，由於 40 歲成功男人的軟組織發生退化改變，再加上工作及生活的繁忙，長期勞累，極易發生五十肩、網球肘、腰肌勞損等軟組織勞損疾病。

(五) 生殖泌尿系統之變

40 歲男人的生殖能力逐漸減退，前列腺體分泌減少，陰莖達到勃起的時間延長，陰莖勃起的不應期也延長。由於生殖器官出現退行性變化及多種致病因素的長期刺激，40 歲男人容易出現下腹痛、下腰痛，會陰、精囊、睾丸等部位不適或抽痛，輕度尿頻，尿道刺癢和尿道分泌物增多等症狀。國際前列腺癌專家海特羅納博士指出，PSA(前列腺特異性抗原) 值高於 2.5ng/ml，表明患前列腺癌的危險性比較大。

40 歲男人，腎臟的生理功能降低。當出現意外創傷、中毒等情況時，容易引起腎功能的不良反應，同時腎臟對藥物的代謝能力降低。40 歲男人性激素產生減少，前列腺會出現增生肥大，膀胱括約肌及骨盆腔組織逐漸老化，括約肌力量減弱，膀胱的容量減少，會產生尿急、排尿淋漓不盡，甚至尿失禁等症狀。由於泌尿系統出現退行性變化，導致泌尿系統腫瘤發病率增高，膀胱癌、腎癌、輸尿管癌等多發於 40 歲以後。

(六) 感覺器官之變

40 歲男人身體的感覺器官正逐漸萎縮，功能日漸衰退，視力減退。眼瞼及眼眶周圍的皮膚逐漸鬆弛，出現皺紋，眼外角出現放射狀的魚尾紋，睫狀體肌開始衰弱，水晶體的彈性及透明度也在降低，視網膜中央動脈逐漸硬化，視覺細胞的功能下降，眼睛的遠近調節能力減退。有的 40 歲男人會出現老花眼，視野變小，對明暗的適應能力減弱。外貌基本表現為下眼瞼腫脹、下垂，出現眼袋。

耳朵和聽力發生變化。外耳道皮膚、皮脂腺及耵聹腺開始萎縮，分泌量減少，外耳道逐漸變寬，鼓膜的彈性減弱；中耳及內耳隨著年齡的增長發生退行性變化。聽力下降以對高頻音聽力衰退為主，感受器耳蝸管萎縮，內淋巴畸變，相應的神經節萎縮，嚴重者可能引發耳聾。

由於身體感覺器官的萎縮、衰退，40 歲男人往往容易出現老花眼、青光眼、聽力減退、耳鳴等症。聽力和視力的減退，常常會使 40 歲以後的男人對周圍的變化反應速度減慢。

（七）皮膚外形之變

40 歲男人皮膚開始鬆弛，面部皺紋增多且由淺變深，眼角和口角的細紋慢慢波及前額，有的還出現老年斑、白斑等。頭髮慢慢變得稀疏發白，先是兩鬢斑白，之後逐漸增多，最後全是白髮銀鬚。40 歲男人會開始掉髮，少數人可能還會完全謝頂。

40 歲男人會逐漸出現骨質疏鬆，脊椎因承受力不夠而被壓縮，椎間盤組織萎縮，駝背和雙下肢管狀骨彎曲等症。有的人身高會減少 3 ～ 6 釐米，甚至更多。

身體系統出現如此多的變化，難怪 40 歲男人會出現許多亞健康的隱患。40 歲是介於中年期和老年期之間的一個過渡時期，這些生理變化都是正常的。只要能夠正確地認識這些生理變化，在日常生活和工作中樹立養生保健意識，將養生孕育在吃喝拉撒坐臥等普通的日常行為細節之中，定期檢查身體，必然會延緩身體機能的衰弱過程，永保青春活力。

男人 40，拋不掉的誘惑和煩惱

日常生活中，多數情況下，40 歲成功男人面對的被動誘惑會很多。比如，一個個年輕貌美且主動投懷送抱的少女，無疑是對一個 40 歲成功男人的巨大誘惑，他們是否都會控制不了呢？不能一概而論，但是顯而易見的是：一個擁有溫馨家庭的 40 歲成功男人是絕不會輕易嘗試或者接受婚外情的！如果你很戀家、見慣了年輕美女，便不太會輕易付諸行動，進行偷偷摸摸地婚外情。

慾望既能造就英雄，也能輕易毀了他們，對於一些後患無窮的誘惑，40 歲成功男人務必要堅決拒絕，或者永遠不讓這些誘惑成為日後使你煩惱的種種禍根。世間的大成功者，無一不是駕馭慾望的一流高手，40 歲成功男人應該更多地接受事業上的慾望和挑戰，而學會放棄情感上的慾望。名利和地位可能會成為束縛你心靈的枷鎖，但也可能會是為你開啟幸福的鑰匙，如何駕馭和平衡它們，使自己實現內心和健康的完美回歸，是擺在 40 歲成功男人面前的一道難題。

當 40 歲男人已經成功之後，往往會選擇繼續往上攀爬，這其實是出於一種慣性 —— 因為人總是習慣向前走而不習慣於往後退。從心態上講，過去努力打拼是為了擺脫貧窮的底層生活，現在繼續打拼是為了保住現有的一切，不想再回到以前的那種苦日子。然而，事實真的是這樣嗎？當你已經達到成功的境界，當你的財富積累到一定程度的時候，即使你不再工作、不再打拼，你和家人的生活水準也會比普通人殷實許多。說到底，40 歲成功男人最害怕的就是失敗，害怕失去所謂的地位、名聲和他人的羨慕、仰視！但是，你越是害怕失去，失敗就會不請自來，這是一個規律，沒有人能夠永遠不敗，就連神也做不到，更何況是凡人。

成功者往往都具有「歸零」的勇氣。當你的人生經歷過大起大落之後，你才能看透一些真相，才能夠回歸心靈的本源。到時候，對於有過成功經歷的你來說，「知足常樂」不再是一種消極的精神催眠，而是一種睿智的心理暗示，它會讓你心態平穩地繼續向前走，但不至於走得太快太急，而忽略了生命的沿途風景，忽略了與你一路同行的親人和朋友。正如 「股神」巴菲特說的那句話：「Fast is Low(快就是慢) ！」是的，當你急速向前衝的時候，恐怕已經失去了很多東西，比如親情、友情甚至是生命！

老子曾提醒我們說：「富貴強者應當知足，知足方能惜福，惜福方能安泰；貧窮弱者應當不滿，不滿方能進取，進取方能成功。」強者需要學會低調、包容和珍惜，更需要家庭的慰藉和健康的保佑。

當 40 歲成功男人明晰和看透了上述種種，必然要學會放慢生命的腳步，從容地一步一步踏實向前走，不必與別人攀比快慢與進退，不必去擔心自己的榮辱與成敗，因為一切都只是過程。成功過，就足夠了。

只有從心理上清醒起來，你才會理解健康的寶貴和亞健康的可怕，你才會試著慢慢改變自己身上留存的過去的烙印，並切實地去行動。

亞健康時代的疾病隱患

「亞健康」不是不健康，按照中醫學的觀點，是我們的身體出現了陰陽失調的不平衡狀態。當然，我們的祖先除了能夠分析出亞健康的問題，還告訴了我們去疾之法，為我們提供了寶貴的預防疾患的措施。正如《黃帝內經》所言：「夫病已成而後藥之，亂已成而後治之，譬猶渴而穿井，不亦晚乎？」這句話是說，當「疾」發展到「病」的程度後才服藥醫治，就像口渴時挖井一樣，於事無補。由此，我們應該更早認識到對待亞健康「未雨綢繆、防患未然」的重要性。

亞健康是目前人類生命的頭號大敵。世界衛生組織最近公佈的一項調查表明，全世界亞健康人口的總比例已經很高，真正健康的群眾只有很少數人；因心理亞健康而導致的憂鬱症人口全球每年約有 2 ～ 4 億人。在現代快速的生活節奏下，都市人的亞健康狀態十分明顯，所占比例為 60% 左右，尤其是對於 40 歲成功男人而言，比重竟高達 75% 以上。

據一項研究發現，大城市裡符合健康標準的人占全市人口總數的 15% 左右；有趣的是，群眾中已被確診為身患大病，屬於不健康狀態的也只有 25% 左右。由此可見，我們身邊的絕大部分人都處於亞健康狀態。

亞健康群眾在日常生活中會出現精神不振、情緒消沉、反應遲鈍、注意力不集中、記憶力減退、焦慮緊張、煩躁鬱悶、白天困倦、夜晚失眠或多夢等症狀。在生理上則表現為疲勞乏力、活動時氣短出虛汗、腰痠腿疼等，有時候還可能會出現心血管系統症狀，如心悸、心律不齊等。處於亞健康狀態的人，雖然沒有十分明確的大病跡象，卻出現了精神活力和適應能力雙重下降的狀況，這種狀況若無法得到及時改正，很容易引起一系列更嚴重的問題，諸如心理障礙、消化功能不良、食慾不振等。然而，如果你到醫院去做體檢，很可能發現重要器官並未出現大問題，只是在臨床上常被診斷為疲勞症候群、內分泌失調、神經衰弱、更年期症候群等。當然，這是一件很麻煩的事。處於這種狀態下，你很可能就會遭遇籃球場上的「突然死亡」，毫無徵兆地就被大病給淘汰掉了。

總結起來，亞健康群眾普遍會存在「六高一低」的特徵：「六高」即高血壓、高血脂、高血糖、高體重、高負荷、高壓力；「一低」是指免疫力低。

競爭太激烈，工作壓力大，誘惑又太多，40 歲成功男人往往沒有時間去顧及健康，只是在得病之後才開始重視起來，因此他們最受亞健康的「青睞」，也是遊走在過勞死邊緣的一群人。

某醫院泌尿科主任說：「亞健康已經成為了困擾 40 歲成功男人的最大問題，它直接導致他們性功能下降，有著抽菸、酗酒等不良生活嗜好的成功男士患膀胱癌的危險更是超出正常人的 7 倍。我經常遇到一些妻子替她們的丈夫看病的情況，你看這些人連看醫生的時間都沒有，個人的身體負擔可想而知。」40 歲成功男人的負擔主要來自心理，儘管他們有經濟實力，但是健康意識都比較淡薄，即使是檢查出小病也大都選擇保守治療，因而貽誤了治療的最佳時機。

因此，40 歲成功男人要清醒地意識到亞健康是身體發出的一個訊號，提醒你即使再忙也應該關注一下健康。

中年男人的過渡危機

中年危機，相信大家對於這個詞並不陌生，特別是隨著年齡的不斷增加，相信越來越多的朋友都會體會到這一點。

一般來說，每個人在青春期（12～18 歲）形成進取的自我感、友情、價值觀、審美情趣與社會認同；在成年期（18～25 歲）形成積極的世界觀、社會責任、愛情、成就慾望、事業心等；中年（40～55 歲）人們這個時候開始清醒認識到死亡的存在與不可回避性，逐漸會在內心產生一種強烈的焦慮和恐慌。

也正是因為這樣的恐懼，有的時候，人到了中年之後，對生命的信任、價值信念都會產生一系列的瓦解，為了逃離這種毫無意義的感覺，人們會以完全不同的價值方式去生活。

所以，很多人都認為中年危機這其實就是一種信仰上的危機，很多中年人在選擇專注於某種偉大事業，或者是乾脆及時行樂，而這些都是自我緩解的方法之一。

戰勝恐懼其實並不難，只要我們有所行動，而對於行動的本身是什麼並不重要，最為重要的是不能不動，不能眼看著自己軟弱下去。

40 歲的男人，性能力的缺失也是產生危機感的主要原因之一，一旦過了 40 歲，很多男性都會覺得自己越來越不行了。其實，對自己性能力的缺失，主要是因為心理缺乏自信。

很多 40 歲的男性恐懼自己不再對年輕的女性具有吸引力，或者是性活動當中感覺有些力不從心，這都會讓那些曾經雄赳赳、氣昂昂的男人在內心產生一種挫折和失落感，而對於這種挫敗感，甚至我們是很難用其他成功或者是優越感來彌補的。

每當這個時候，很多性壓抑的中年男性都會把自己的注意力持續地投注在藝術、哲學、政治、科學、文學、經濟、權力的獲取與創造性上，透過獲得這些東西來保持一種內心的自我滿足感。

其實，作為 40 歲的男人，我們完全沒有必要恐懼，我們應該正確地直面中年過渡期。我們從生命的內在動力來看，40 歲到 55 歲這是一個生命力從昌盛轉向低伏的過渡期。

我們在自己 16 歲的時候就開始呈現出生命的陽性動力，好像蠟燭一般燃燒著，等到了 40 歲以後，我們是否願意把生命的燭光調暗，這將成為我們能否健康安全渡過危機的關鍵。

每一個人的內心都是具有雙性的氣質內心的，40 歲的中年男性開始體會到其內在的、潛伏的女性氣質，也開始變得渴望與人維持親密聯繫，願意坦誠自己對別人的需要，甚至更願意示弱、忍讓，並且能夠以一種更柔軟的方式關懷家人與朋友。

怪不得很多人說 40 歲是男人心軟的時候，其實，這個「軟」不僅僅包括了心理上，還包括了生理上，所以，40 歲的男人請勇敢地直面中年，不要去畏懼什麼，這僅僅只是我們生命歷程當中一段必經之路而已。

老年病的「年齡前移」趨勢

現如今，本來是一些老年人才會患的疾病，已經在中年人和青年人身上出現了，年齡前移的趨勢越來越明顯，非常讓人擔憂。年輕的「老年病」患者，從病種上看主要有腦溢血、腦中風、原發性的高血壓、冠狀動脈硬化性心臟病、糖尿病以及各種腫瘤，而其中以高血壓、糖尿病和腦中風最為明顯和普遍。

根據統計數字的結果，在最近的 20 年時間當中，這些老年病的初發年齡已經下降了 6.3 歲，而不滿 40 歲初發老年病的患者則增加了 26.3%。

現如今，老年病出現的低齡化趨勢早已經不再是新聞，年輕人的「老年病人」比例上升的如此之快、「老年病種」變得如此之多，也更是在許多醫生的意料之外。

(一) 生活不規律是主要殺手

現如今，老年病之所以「年輕」了，這與我們的生活習慣有著很大的關係。

現在越來越多的年輕人缺乏相關的健康意識，總以為年輕的時候身體好，自己開始長期超負荷地工作，結果讓自己的身體一直處於高度緊張和疲憊的狀態。而且，很多年輕人即使沒有繁重的工作，他們也會選擇「通宵達旦」的生活方式。

為了我們的健康，請不要透支我們的睡眠。自古以來，睡眠就一直占據了人類生活三分之一左右的時間，而且它和我們每個人的身體健康是密切相關的。

世界衛生組織一直以來都把「睡得好」作為身體健康的重要客觀代表之一。不僅如此，我們可能還會經常有這樣的體會，當感到自己的情緒不佳，或者是出現不適的時候，只要舒舒服服地睡一覺，可能就會精神倍增，身體的不適感也就會有所減輕。

因此我們可以說，品質好的睡眠確實能夠改善我們的健康。現在很多白領人士，週六日的早晨往往就是從中午開始的，食宿沒有規律，生理時鐘混亂，結果造成身體的抵抗力下降，非常容易出現疾病，例如現如今心肌梗塞患者的年齡層，趨向高齡化和年輕化兩個極端，而前者則是高齡化社會的自然現象，後者則是與我們緊張的生活程度密切相關的。

除此之外，由於一些不良的嗜好，比如酗酒、大量抽菸、通宵打牌、過度娛樂等，這些都會導致肌體的調節紊亂，而這也是誘發疾病的原因。

（二）飲食不科學是主要誘因

當下，隨著人們生活條件的不斷改善，飲食當中攝入的高能量、高脂肪類的物質變得越來越多。根據一項統計發現，現在肥胖者逐漸增多，40 歲左右的人大約有 85% 都是體重超重。

另外一方面，由於收入的不斷增加，一些中年人只想著滿足口腹之欲，盲目進補，結果導致攝入了過多的油膩食物，脂肪和膽固醇在體內堆積過多，粗纖維、維生素的攝入出現了嚴重的不足。

其實，沒有任何一種食物會給我們提供人體所需的全部營養，西方的營養學家甚至還提倡每天要吃 50 種以上的食品。

除此之外，再加上我們的飲食不規律，飢一頓，飽一頓，飲食無度，以及一些不良的作息習慣，這些因素綜合起來更導致了營養方面的失調，腸胃、神經功能經常出現紊亂的現象，這也將極容易誘發各種疾病。

(三) 亞健康因素不容忽視

現在很多中年人總是感覺他們有的時候無緣無故地頭疼，甚至還出現兩眼發黑、疲勞無力、失眠、心緒不寧、心慌等一系列情況，自己也會感覺工作狀態大不如前了。

結果到了醫院進行檢查，卻發現沒有什麼疾病，其實這種症狀就是一系列疾病的前兆，而這樣的一種狀態又被醫生們稱為「亞健康」狀態。

根據統計資料顯示，全球將近有一半左右的人處於亞健康狀態。這樣的一種不健康的「灰色狀態」，如果不能夠得到及時的矯正，那麼時間一長就會造成人體的功能紊亂，從而引起嚴重的疾病。為此，專家建議我們應該注意改變自己的生活方式，讓自己的生活規律化，在飲食方面一定要少吃脂肪高、能量高的食物，建議多吃一些蔬菜、瓜果類的清淡食品。

與此同時，培養自己多方面的興趣，能夠保持一個旺盛的精力，讓自己的生活變得更加充實和生機勃勃。

另外，我們還需要善待壓力，從而保證健康、良好的心境，讓自己身體當中的正氣旺盛，有效祛除致病的因素。建議大家多接觸大自然，多進行體育鍛鍊，這樣就能夠防病治病，有效延緩衰老。

不健康的生活方式和觀念是元兇

世界衛生組織的專家在進行了大量的分析研究之後發現很多不健康的生活方式，才是導致疾病出現的罪魁禍首。

生活方式疾病主要是指人們由於一些不健康的生活方式長期作用而引起的疾病，比如心腦血管病、癌症和糖尿病等。

為此，世界衛生組織的專家把人類不健康的生活方式歸納為以下四種：

(一) 不合理的膳食

現如今，隨著人們生活水準的不斷提高，人們已經開始步入了可以一心一意去追求味覺享受的盲點。現在的人一般是想吃什麼就吃什麼，喜歡吃什麼就吃什麼，其實這是一種非常錯誤的生活方式。

(二) 抽菸

抽菸，可以說是人類的一種不良行為，它對於健康會構成多種危害，不僅會導致癌症的出現，甚至還會增加心腦血管疾病的發生機率。

(三) 心理上的緊張與壓力

人們的社會心理因素和癌症的關係，在最近幾年來一直都是一個新的研究議題。而且，很多科學家預言，它們有可能成為本世紀研究最大的熱點。

心理因素主要是指人們的性格特徵、生活實踐，以及應付能力等。根據最新的研究成果表明，各方面的心理因素對於癌症的發生、發展和轉移都能夠發揮到極其重要的作用。

(四) 缺乏運動

大家都知道，現在隨著科學技術的不斷發展，一些繁重的體力勞動已經逐漸被人們的腦力勞動所代替。

比如電腦和電視與智慧手機的發明，可以說幾乎改變了人類的工作方式和生活方式。現今，我們出門直接搭車，上下樓有電梯，辦公設備越來越現代化，家務勞動更加社會化，乃至於現在我們走路都越來越少了，為此，越來越多的科學家開始呼籲：生命在於運動。

男人一樣有更年期

現如今，男性更年期這一說法已經被越來越多的人意識到，其實它的「學名」叫做「老年男性雄激素部分缺乏」。隨著年齡的增加，男性雄激素水準會逐漸降低，那麼身體和心理就會出現相應的變化，從而產生與女性更年期部分類似的症狀，在最早之前也被人們稱為「男性更年期症候群」。

實際上，男性與女性的情況是不完全相同的，比如，男性根本就不存在絕經等更年期開始的訊號，可以說症狀的發展是非常不明顯的，內分泌代謝機制也完全和女性不同，所以，現在人們把男性的這種症狀命為「中老年男性雄激素部分缺乏（PADAM）」。

該病的症狀多，並且複雜。患者大多數表現為性慾減低、勃起功能障礙，心有餘力不足，可以說是非常的沮喪和苦惱。

其實，很多男性正是因為性功能的變化才讓自身出現頭暈心慌、四肢發冷，因此才會出現有很多男性朋友根本說不清楚疼痛的部位，而且體檢也沒有發現異常的情況。

憂鬱、焦慮、易怒、神經質這也是比較常見的，而且還會影響到患者與家人或同事的關係。

有一些男性剛剛40多歲，身體就變得越來越胖，經常是無精打采，臉色也不好，只要稍微運動就可能會汗流浹背、關節疼痛，可是去醫院檢查又沒有異常情況，一般這些情況就表示到了男性的更年期了。

和女性更年期一樣，男性更年期也會有眾多的表現。概括起來一般有四大類：1. 工作能力下降、注意力不集中，出現疲勞等情緒與認知功能障礙；2. 性功能的減退；3. 出現便祕、失眠、關節疼痛、皮膚粗糙、頭髮漸稀、脂肪堆積、肌肉萎縮等一系列生理機能的症狀；4. 潮熱、多汗、心悸等血管舒縮症狀。

那麼，我們到底應該如何預防男性更年期症候群呢？

首先需要我們保持生活的規律，堅持做適合鍛鍊自己身體的方法，最好是每天能夠堅持快步行走半小時以上。

其次要注意改變抽菸、酗酒、夜生活過度等一些不健康的生活方式，做到合理安排飲食，保證科學全面的營養。

特別是當男子進入更年期之後，可以每天多吃一些黃豆、山藥、薏仁、牛蒡和蜂王漿。尤其是黃豆、薏仁與山藥、地瓜、南瓜或者是小米等熬粥食用，作為早餐是非常好的。如果有條件的男性朋友，可以在每天早上喝一杯蜂王漿，並且再加入花粉、蜂蜜調味，對身體也是大有好處的。

最後一定要定期進行健康體檢，一旦發現男性更年期症候群，則應該及時進行心理調整治療和中醫藥治療。

中年男人須警惕年齡恐懼症

對於很多的中年男人而言，最為關注和看重的就是事業上的成就。如果一個男人到了 40 歲，在事業上面還沒有明顯的成就，或者是遇到了其他的一些困境，那麼就很容易對自己的年齡變大，事業沒有成就的現狀而產生一種悲觀、消極的情緒，而這就是我們所說的「年齡恐懼症」，也被心理學家稱為是「中年危機」。

患者王文華今年 40 歲了，他自從大學一畢業就來到現在的單位上班，已經整整有 15 年了，但是現如今王文華還僅僅只是一個底層小主管。

如果最近一兩年還升不上去，那麼對於王文華來說，他可能很難有升遷的機會了。

而最近讓王文華感到鬱悶和擔心的是，今年單位調來了新的同事，結果新同事的工作能力和態度都不錯，王文華更加覺得自己的升遷機會渺茫了。

工作當中的這種憂慮，王文華也沒有辦法和妻子述說，因為他知道妻子也幫不上什麼忙，反而只會嘮叨添亂。在這之前，王文華還會把這些事情和幾個關係比較好的同事說一說，甚至在網上偶爾發發牢騷，可是現在，他連一個傾訴的對象都沒有了。王文華對自己年齡的這種恐懼感，好像是一夜之間突然到來的。

就在前不久的同學聚會上，王文華也非常鬱悶，眼看著自己的同學一個個都開著名車，身穿名牌在他的眼前晃悠，這樣的一種刺激更是讓他難以接受，與此同時也給他帶來了極大的心理壓力。王文華越來越覺得自己是那麼的沒用，奮鬥了大半輩子竟然一事無成。

現如今，王文華經常自己胡思亂想，比如考慮自己是否應該換一個工作，或者乾脆辭職了去做生意，甚至還想過移民外國打工，總是，他變得越來越焦躁不安。

其實，無論王文華如何的徹夜不眠，如何沮喪，都不能夠改變他年齡越來越大的事實。

王文華之所以出現這樣的情況，主要是因為他突然覺得自己這樣的一個年齡，很多夢想還沒有實現，甚至可以說遠逝了，而他則無法接受這樣的一個事實。

這種情況出現最大的訊號，就是當事人會覺得自身有強烈的沮喪感，而且還伴隨著失眠，或者是嗜睡，食慾出現下降，總是覺得不舒服。

如果生活當中出現了令人困擾的事情，那麼往往還會加劇這種沮喪感，並且會讓我們開始懷疑人生，人生態度和之前相比也要消極很多，這樣一來就更加加重了人到中年的那種風雨飄零的感覺。而這種類型的中年男人通常會選擇一種沉默和逃避的方式來面對，一些情況嚴重的人，甚至會透過自殺的方式來進行逃避。但是，只要我們能夠做好適當的心理準備，那麼平穩地渡過中年危機是絕對沒有問題的。

當一個人到了中年之後，最為關鍵的是要重新調整好自己的方向。把關注點逐漸由身外之物轉移到自己的內心和身體上來，讓自己能夠逐漸去領會人生的智慧，只有這樣才能夠減輕心理的壓力。

一句話，中年男人能不能夠真正消解「年齡恐懼症」，就要看在財、情、名等方面是不是能夠「放得下」。

當然，一些本能的原因，會讓我們每一個人都不斷地去提高自己的人生期望值，這也具有著積極的意義，它是個人進取、社會進步的一種心理驅動力，但是俗話說：「物極必反」，如果一味地、不切實際地以過高的期望值來對待人生，那麼勢必會讓我們的「年齡恐懼症」更加嚴重，嚴重影響中年男人的身心健康。

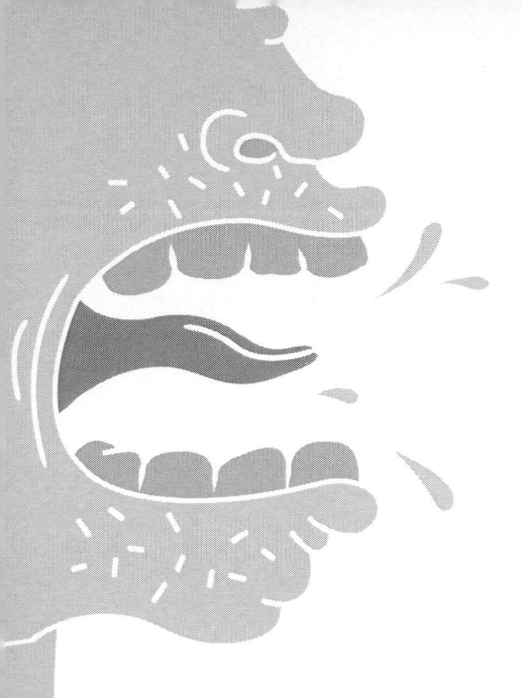

第 2 章
解讀常伴中年男人的衰亡疾病

人無一例外地都會走向衰老。在這個令人無可奈何的過程當中，40 歲，成了一個生命歷程上的界碑，一個生理、心理活動內容和品質的分水嶺。有調查顯示，40 歲男人面臨的最嚴重、最廣泛、最須關注的健康問題是慢性非傳染性疾病，比如：「三高」、冠心病、糖尿病、憂鬱症等。對於這些疾病，40 歲男人的潛在發病率要明顯高於一般群眾，並且通常會多種疾病共存於體內。因此，40 歲的男人有必要樹立「防患於未然」、「自查大病」的保健意識。

威脅生命的三大流行「殺手」——「三高」

「三高」主要是指人體處於血脂高（現稱血脂異常）、血壓高、血糖高等病理的狀態當中，再加上血液濃稠度高，因此又可以稱為「代謝症候群」。而出現這些病理狀態的直接後果就是出現動脈硬化、心絞痛、心肌梗塞、中風等一系列心腦血管方面的疾病。

現在，根據最新一項流行病學資料顯示：目前高血壓的患病率為 18.8%；血脂異常的患病率為 18.6%；糖尿病和糖尿病前期的患者則各有 15%；代謝症候群患病率為 14% ～ 16%，換句話說，也就是每 8 個成年人當中就有一個人患有代謝症候群。

也正是如此龐大的心腦血管病的「後備軍」，才造成了心腦血管病的高發病率、高死亡率（心腦血管病的死亡率占到總死亡者的 21.23%，其中 58% 的人是死於中風，17% 的人是死於冠心病），以及高致殘率（致殘者占全部心腦血管病患病群眾的 75%）。

由此可見，心腦血管病，以及「源頭」——血脂異常、血液濃稠度高、高血壓、糖尿病成為了當今威脅人類健康的「頭號殺手」。

所以，我們想要關愛生命、相約健康，那麼就首先從關注「三高」開始。

人體的心腦血管系統對於我們而言就好像是生命的長河，只有做到河道暢通，我們的生命之水才能夠奔流不息，灌溉我們生命有機體的每一個部分。

如果這條長河的河道出現了問題，那麼就是人體心腦血管疾病的開始。

而此時，高血脂、高血糖、自由基過剩的代謝產物就好像是從上游沖刷而下的泥沙，會在我們的血管當中慢慢沉積，從而讓這條「河道」的中下流變窄，「河床」逐漸抬高，其實，這就是動脈血管發生粥樣硬化的機理。

「河道」的淤阻，那麼河水自然就不能夠灌溉良田，河水的品質也會發現改變，我們的血液就會變得更加粘稠，而氧氣和營養物質則很難送達，如果出現缺血、缺氧，從而導致心絞痛、心梗、腦血栓等。

如果下游因為河道的不固氾濫決堤，這實際上就是中風、腦溢血的發生。現實當中的大量事實證明，心腦血管系統這條生命之河不管是淤塞，還是「水災」，其根本原因就是「三高」惹的禍。所以，對於 40 歲的中年男人來說，關愛生命，相約健康，就必須要注意「三高」問題。

而且，透過防治心腦血管病的實踐證明，我們只有因勢利導，把血液當中的有害垃圾，也就是高血脂、高血黏、高血糖清除掉，才能夠拓展河道、暢流河水，能夠讓生命之水，也就是血液源源不斷地澆灌到我們的心、腦、腎中，讓中年男人依舊保持勃勃的生機。

心臟突然罷工帶來的危害 ── 冠心病

最近的一項調查讓我們感到很驚訝，現如今，越來越多的 40 歲左右的中年人出現了動脈硬化的症狀。

現在，40 歲的男人工作壓力越來越大，再加上運動少、吃得又多，非常容易形成肥胖，血糖、血壓、血脂都會升高，這樣就增加了中年男性了患心血管疾病的機率。

在 2010 年，美國心臟學會已經把肥胖列為了心臟病的獨立危險因數。其實在此之前，一直把年齡、抽菸、高膽固醇、高血壓、糖尿病，認為是導致心臟病的主因，而現如今又多了一個肥胖因素。

各根據臨床研究發現，高血脂症是 40 ～ 50 歲以下中年人心肌梗塞的主要原因。

但是，對於 40 歲左右的中年人而言，只要每天堅持運動至少一個小時，比如慢跑，那麼就可以有效減少 42% 的患心臟病的機率；如果能夠每天快走 30 分鐘，那麼就可以減少 18% 的患心臟病的機率和 11% 發生心肌梗塞的機率。

如果一天能夠吃 5 份以上的蔬菜和水果，那麼就能夠增加全穀類食物的攝取，對於我們的心臟健康是非常有幫助的。所以，我們一定要遠離不健康的飲食和不健康的生活方式。

那麼，冠心病到底是怎麼形成的呢？

心臟就好像是一團強強有力的肌肉，心臟的重量一般在 200 ～ 425 克之間，能夠源源不斷地把血液泵向人體的各個地方，帶走人體當中的二氧化碳和廢物。

我們的心臟大約每秒鐘跳動一次，而這一動作主要是複雜的冠狀動脈系統輸送含氧血液完成的。

但是，如果我們養成一些壞習慣，比如抽菸、飲食不良、缺乏運動，以及基因因素等，都有可能讓膽固醇，或者是脂肪團，也就是血凝塊聚集在動脈壁當中。

血凝塊越積越厚，那麼動脈就越變越窄了，就很容易形成冠狀動脈粥樣硬化。而且血凝塊的表面還會發炎、剝落，從而形成血栓塞，假如把冠狀動脈完全堵住，那麼一部分心肌的血源就會突然斷絕，從而導致心臟病的發作，會讓心肌細胞在短短的幾分鐘之內迅速死亡。

心臟病的突然發作會不會奪去一個人的生命，這需要根據許多因素而定，比如心臟受到影響的部位、時間的長短、缺血心肌範圍大小等。

不同的人心臟病發作的症狀也不一樣，輕微症狀約占 1/4，可以說是悄無聲息的，一般常見於糖尿病患者。嚴重症狀的時候會出現某些訊號，比如胸痛 (有時擴大到肩膀、手臂和下巴)、呼吸短促、作嘔，甚至出汗等。

出現心肌缺血的時候，心臟改變了正常的搏動和收縮，進入到一種顫抖、混亂的狀態，緊接著就是出現心臟驟停，血壓驟降，患者會昏厥。

當人體的血液循環和呼吸都停止之後，如果不能夠及時搶救，比如無法透過心肺復甦術來維持泵血的動作，讓氧氣和血液繼續送到心臟和大腦當中，或者是以電擊恢復心律及泵血動作等，就會讓我們的身體器官在缺氧的情況下幾分鐘內就相繼「死亡」。所以，對於 40 歲的中年男人而言，我們一定要注意養成良好的飲食習慣和生活習慣，這樣才能夠有效預防冠心病的發生。

亞洲第二大「殺手」——中風

中風病可以說是中老年的一種多發病，而且最近幾年呈現出逐漸上升的趨勢。根據不完全統計，大約每十萬人當中就會有兩百人中風，因此可以說，中風病已經是威脅中老年人健康的第一殺手。

關於中風，中醫在 2000 多年前就已經對此病有了詳細的描述了。中醫上把中風叫做偏枯，其實就是指半身不遂，由於血管的障礙造成了腦組織細胞的傷害，因此，我們也稱其為腦血管疾病。。

中風可以分為急性和缺血性兩大類，它的發病比較急，經常會表現出卒然昏倒、口眼歪斜，語言不清等一系列臨床症狀。

而且中醫認為，誘發中風的原因有很多種，主要是風、痰、火、瘀，造成了我們人體的的陰陽失調、氣血逆亂。

而現如今，引起中風的主要原因比如過多地攝取了高脂、高鈉的食物，平日裡精神高度緊張等。

根據臨床調查發現，引起中風最主要的就是高血壓，高血壓現在又被明確地認為是一種獨立、重要的危險因素。高血壓既能夠引起出血性中風，又可以引起缺血性中風。因此，可以說，血壓越高，那麼中風的危險就會越大，二者之間呈現了一種正相關的關係。

不僅如此，糖尿病。尤其是是中老年第二型糖尿病，也會引起中風。易患中風的群眾主要有：肥胖、過量抽菸、飲酒、心臟病、動脈硬化等。

根據臨床觀察的資料發現，幾乎 90% 的中風患者都是在 40 歲以上發病的，這是因為當一個人年齡超過了 40 歲，精血衰耗、腎陽虧損，很容易讓大腦的營養供應出現問題，而大腦一旦出現了問題，那麼自然就無法指揮四肢了。

有很多人認為瘦子不容易中風，其實這樣的認識也是不對的。古人云：瘦人多火，陰虛火旺，痰阻脈絡，使氣血受阻。所以，對於瘦子而言，預防中風也不能夠掉以輕心。如果經常出現頭痛、睡覺多、渾身無力等情況，這可能都是中風的預兆，需要特別的警惕。中風病在每年有兩個高發病期，一個是春天，另一個是秋天，在這兩個季節，如果之前已經出現過中風症狀的人，那麼就應該提早進行預防，建議到醫院治療，或者是透過口服藥物治療。

如果發現中風病人摔倒在地，這個時候千萬不要硬拉，應該幾個人合作，一個人保護病人的頭部，其餘的人拖住病人的腰部和下肢，把病人平抬到床上，或者是救護車上。

中風之所以稱為「中風」，就是誰發病非常急、非常猛烈，就好像是風一樣地非常迅速出現症狀。也正是因為發病非常猛烈，所以它在進行恢復的時候就需要一定的時間。

那麼，病人在恢復的過程中，一定要放平自己的心態，千萬不要激動，情緒對於中風的治療效果影響越小，那麼病情的恢復才會越快。預防中風除了透過藥物治療之外，我們還可以採用食物療法。比如可以多吃一些五穀雜糧，蔬菜、水果、禽蛋、瘦肉、豆製品、蝦、海帶、蘑菇等，並且適當飲水，一天最好能夠飲用四到五杯。

相信只要我們能堅持保持良好的飲食習慣和生活習慣，那麼一定不會受到中風的滋擾。

最可怕的殺手之王 —— 惡性腫瘤

在今天，人們的生活變得越來越美好，而家庭也開始變得越來越幸福，可是當癌症突然到來的時候，這一切的美好瞬間就能夠化為烏有。

根據一項資料顯示，惡性腫瘤已經成為可危險人類生命的重大疾病之一，甚至被人們稱為 「殺手之王」。但是，我們也必須清楚地認識，癌症是可防可治的，只要採取。

(一) 危害：癌症危害極其嚴重

在前不久，住在市立醫院的李老先生在堅持了 3 年的時間，終於擺脫了癌症的折磨，走向了另外的世界。而李老先生給人們留下最多的則是昔日的歡笑聲和和藹可親的笑臉。

在生活當中每一天都有很多人像李老先生一樣，在癌症的折磨當中痛苦地死去。

而且，最近幾年，癌症病人的發病趨勢有年輕化的趨勢，一般是在 35 ～ 70 歲之間，可能有很多人正是不惑之後，這是家庭乃至社會的支柱，結果卻患上了癌症，這對於個人和整個家庭來說都巨大的打擊。

(二) 看待：癌症可防可治

世界衛生組織一直都認為，三分之一癌症是可以預防的，而且，三分之一的癌症在早起發現之後是可以治癒的。剩下的三分之一的癌症也可以透過藥物治療，有效延長我們的生命，提高生存的品質。

因此，腫瘤絕對不是不治之症。根據一些臨床情況，多種惡性腫瘤在早期透過手術、放射性治療、化療等正規的治療方式，都可以治癒，比如惡性淋巴瘤、絨毛膜腫瘤等。另外，還有 10 種左右的惡性腫瘤經在經過治療之後，可以延長我們的生命，甚至是無瘤生存期，比如乳腺癌、小細胞肺癌等。

對於晚期的癌症而言，雖然難治，但是傳統中醫藥，在晚期癌症的治療方面往往會收到一些意想不到的效果。

而合理使用抗癌中藥，並且結合其他治療手段進行的綜合性治療，能夠大大延長晚期癌症患者的生命時間，提高癌症病人的生存品質。

只要我們掌握一些相關的科學知識，能夠遠離致癌物質，或者是透過自我檢查、醫院體檢等方法及早地發現，那麼，癌症是完全可以得到有效控制的。

（三）治療：新方法不斷嘗試

目前，治療癌症比較普遍的方式就是透過手術、放療、化療、中藥的有機結合。

與此同時，很多專家還在不斷研究新的治療方法，例如粒子植入、熱灌注、熱聚焦等。

其實，傳統醫學當中的中藥本身就是具有手術、放療、化療的功效，與此同時，它還能夠調節全身的一切積極因素來對抗腫瘤。而且，中藥現如今正在被西方的先進國家所重視和研究，亞洲國家也開始重視和科學地使用中藥來治療噁心腫瘤。

加號多了，生命卻減了 —— 糖尿病

現如今，越來越多的 40 歲左右的中年男性罹患糖尿病的，其實糖尿病是中老年群體裡面的一種很常見的病，特別是對於過度肥胖的人來說，罹患糖尿病的機率可能更大一些，為此，對於 40 歲的中年男人來說，提前做好一系列的糖尿病預防工作就顯得非常重要了。那麼，中年人糖尿病患者到底應該預防糖尿病呢？

（一）飲食控制，這是糖尿病預防和治療的基本療法

糖尿病人必須要控制飲食，特別是對於一些輕型糖尿病人，如果能夠控制好飲食，那麼病情將會得到明顯的好轉，甚至還可以基本治癒。

即使是對於一些中年人重型的糖尿病患者，只要在進行了合理的控制飲食之後，症狀也將會得到明顯的改善，而且還能夠有效提高降糖藥物的療效，從而有效減少使用藥物的劑量。

對於 40 歲左右的中年糖尿病患者而言，首先要根據自己的年齡、性別、身高、標準體重，來計算出自己每天所需要的熱量，以便能夠根據活動的相關情況，適當調整食物的攝入總熱量。

通常情況下，是按照每公斤體重 32 ～ 36 千卡來進行計算，肥胖者則可以酌情減量。

之後要分別計算攝入的蛋白質、脂肪、糖類的數量。每天所需要的蛋白質的總量，應該按照每公斤體重 1 ～ 1.5 克來進行計算，我們可以從總熱量當中減去蛋白質所產生的量，那麼剩餘的熱量則應該由糖和脂肪進行補充。

而糖與脂肪的比例為 2.5:1；糖應該占到總熱量的 50 ～ 65%，而脂肪所產生的熱量不應超過總熱量的 40%，並且對於糖尿病患者而言，應該盡量選用那些富含不飽和脂肪酸的植物油。而主食在早、午、晚餐當中的分配為 1/5、2/5、2/5。

對於那些容易引起糖尿病人血糖急驟升高的各種食品，都必須列入禁忌的範圍。

一般情況下，對於糖尿病患者而言，首先就需要禁食純糖和各種水果糖、糕類等多糖的食物。除此之外，主食也是要進行嚴格限量的，少吃精米白麵，多吃一些粗糧，以及各種蔬菜等含有纖維比較多的食物。

對糖尿病患者，蛋白質的供應要保證充足。由於糖尿病人的代謝紊亂，蛋白質分解會很快，所以損失很多，我們應該多進行補充，比如加入適量的奶、蛋、瘦肉、豆製品等含蛋白質豐富的食品。但是蛋白質補充也一定要注意適量，不能過多，過多的蛋白質會在體內轉變成為糖和脂肪，嚴重的話甚至會誘發酮症酸中毒。

脂肪的攝入量，也應該根據糖尿病病人的具體情況而定，一般病人每天的攝入量為 50 ～ 60 克。

對於那些身體消瘦的糖尿病患者，由於限制了糖量之後，就會出現熱量來源不足的情況，因此可以適當增加脂肪的攝入量。

而對於肥胖的糖尿病人來說，脂肪的攝入量每天不要超過 40 克。為了預防動脈硬化，最好能夠食用豆油、花生油、菜籽油、玉米油等。

除此之外，糖尿病患者還需要限制高膽固醇的食品，我們可以將膽固醇限制在每日 300mg 以下，盡量少吃一些腦髓、魚子、魷魚、蛋黃、肥肉、動物內臟等。

當然，糖尿病人對於煎炸的食品盡量少吃，由於食物在經過高溫油炸之後，就會破壞不飽和脂肪酸及維生素，糖尿病人吃了之後可以說是一點好處都沒有

(二) 適量的體育活動和體力勞動改善血糖

糖尿病人可以根據自身的情況選擇適當的體療負荷量。切忌不要進行過量的運動，這樣反而容易讓血糖上升。

除此之外，糖尿病人千萬不要過度勞累、緊張、激動、焦慮等，不然的話也很容易讓病情加重。

特別是對於 40 歲的中年男性朋友，由於生活壓力過大，在日常生活中，難免會遇到一些讓你傷心、喜悅、憤怒和煩惱的事情。所以，一定要讓自己保持一個良好的心情，一旦發現自己患上了糖尿病，一定要去正規

醫院接受治療，千萬不要延誤了自己的病情。

應酬之不可承受之重——疾病症候群

40歲左右的中年男人，正處於事業的巔峰時期，為此各種各樣的應酬也就多了起來，而應酬中出現的問題就接踵而至了。

(一) 葷食過多，素食較少

在應酬的飯桌上，一般都是大魚大肉，一些可口的蔬菜菜肴，可以說是很難見到的。

危害：這樣的情況很容易造成人體膳食纖維的嚴重不足，從而出現脂肪、蛋白質的嚴重超標。

(二) 煎炸烹炒，油脂過剩

在應酬上，煎炸的食品比例也是相對較高的，菜肴的烹調時候放的油也是相對較多的。不管是紅燒，還是軟炸，脆皮還是幹煸，水煮魚還是香酥雞，在應酬當中的菜肴總是要放入大量的油脂。

危害：食物的能量過高，幾乎不可避免地造成了高脂肪、高熱量的攝入。

(三) 口味濃重，鹽分過多

在應酬當中，我們經常會看到每個菜的醬油和鹽的分量都非常多。

危害：這其實就意味著菜肴的鈉含量較高，對於控制血壓很不利；除此之外，刺激性很強，對於控制心血管疾病很不適宜；對於腎病患者，過多的鹽還會加重病情。

(四) 品種偏頗，粗糧不足

應酬當中的主食主要以精細食物為主，雖然花樣百出，有的做成了飯、粥、糕、餅、米粉、麵條、餃子和各種點心小食，但是歸根到底，無非還是一些精白米、糯米、精白麵這三樣。

危害：這些細糧經過了加工，往往就會損失掉很多的維生素。

(五) 飲料多甜，零食高脂

在應酬的餐桌上，男士喝得就是各種酒水；零食則是高脂、高糖的糕點，以及花生、瓜子之類的富含有油脂的食品。

危害：高糖、高脂的飲食這些都是導致心血管病、糖尿病的重要因素。

(六) 鬥酒勸酒，飲酒過量

應酬的時候，我們往往都是開懷暢飲，非常容易導致飲酒過量。

危害：酒精本身就含有大量的熱量，而且酒精還是一種有機溶劑和有毒物質，當我們在大量飲酒之後，就會對我們的腸胃黏膜和肝臟解毒功能造成嚴重的危害。

針對以上的這些情況，養生專家建議我們在應酬的時候要注意以下幾點：

(一) 助興的酒，少喝一些

很多時候，特別是到了節假日，我們很多人就會因為醉酒而導致急、慢性酒精中毒。

如果我們大量飲用酒精製品，那麼是很容易引發急、慢性酒精中毒的。不管你會不會喝酒，只要在短時間內一次飲用超量的酒精製品，那麼都會出現急性酒精中毒，也就是我們俗稱的醉酒狀態。

重度急性酒精中毒，也就是嚴重的醉酒者，危害是很大的，首先是情緒容易被激怒，態度粗暴，行為明顯反常，而且還具有一定的攻擊性，甚至可能在短時間內出現一時的幻覺、妄想、暴怒、盲目衝動行為。

其次是發生急劇的意識障礙，從而造成昏睡，甚至是昏迷，大小便失禁，呼吸困難，導致血壓下降，或者是出現心力衰竭。

除此之外，還有可能會引發胃潰瘍、胃穿孔、急性胰腺炎等疾病，重者甚至會出現死亡。所以，雖然應酬當中不能缺少酒，但是千萬不要飲酒過量。

(二) 餐桌主食，多點一些

每到了應酬的時候，餐桌上面最常見的菜就是雞鴨魚肉了，各式的菜肴琳琅滿目，但是卻很那看見主食的身影。如果從營養學的角度來講，這種飲食的結構是極其不合理的。我們必須要保證一定的主食攝入量，尤其是雜糧的攝入量。主食主要包括米、麵、雜糧、豆類、薯類等。當然，應酬的時候主食其實還有一些餐後的點心，比如春捲、奶黃包、蛋黃酥、奶油蛋糕、燒賣、油條等。

可是事實上，這類食物的脂肪、熱量等含量都是相對較高的，吃多了對於我們的健康是沒有一點好處的，甚至還會導致體重的增加。

在應酬中，菜肴當中的營養已經非常豐富了，可以說蛋白質是不會缺乏的，品質也很好，這個時候我們最需要的就是以澱粉為主的米、面食品，而絕對不是各種製作精細、營養豐富的點心。

還有的時候，在應酬開始之前，總會上一些小零食，適當吃一些是沒有問題的，如果本末倒置，把零食當成主食，那麼就會對我們的健康造成影響。

通常情況下，在就餐之前的 2 ～ 3 小時最好不要大量吃零食，以免影響了我們的正常食慾。還有一些人習慣用水果，或者是蔬菜代替主食，這也是不科學的，因為水果和蔬菜主要為我們人體提供礦物質、維生素、膳食纖維等，其中的糖類含量是不夠的。

對於一個健康的人來說，每天的主食攝入量至少應該在 300 克以上。

(三) 素不可少，吃得低調一些

在應酬的菜單當中，雞、鴨、魚、肉、蟹、蝦等往往都是「主打菜」。

保健專家提醒大家，應酬中吃素是必不可少的，甚至在一定程度上，素食反而應該成為應酬的主角。

因為素菜不僅能夠有效調節我們的腸胃功能，而且還能夠改善我們的情緒。所以，我們在應酬的時候，最好能夠吃的「低調」一些。這樣才符合我們人體的實際需要。

吃出來的「富貴病」——痛風

最近這段時間，在公司工作的王先生的腳踝關節突然出現了疼痛、腫脹、發紅的現象，而且還隨時伴有劇烈的疼痛，於是王先生在家人的陪伴之下前往醫院進行就診。透過醫生的診斷之後發現，王先生居然罹患痛風。

痛風一般經常出現在體形肥胖的中老年男性和絕經期之後的婦女，現如今，隨著經濟發展和生活方式的不斷改變，痛風的患病率是逐漸上升，特別是對於 40 歲的中年男性而言。

痛風主要表現為紅腫痛。根據醫生介紹，痛風又稱為「高尿酸血症」，嘌呤代謝障礙，它屬於關節炎的一種。痛風是人體內的嘌呤物質的新陳代謝出現了紊亂，尿酸的合成增加或者是排出減少，所造成的高尿酸血症，如果血尿的酸濃度過高，那麼尿酸就會以鈉鹽的形式沉積在關節、軟骨和腎臟當中，從而引起組織異物炎性的反應，這就是痛風。

痛風的臨床特點主要表現為高尿酸血症、急性關節炎反覆發作、痛風石的形成、慢性關節炎和關節畸形，以及在病程後期所出現的腎尿酸結石和痛風性腎實質病變。

痛風能夠發生在人體的各個部位，發病的時候，關節會劇烈的疼痛，但是在痛過一陣之後，又會很快消除，正所謂是「來也匆匆，去也匆匆」，所以叫「痛風」。急性痛風的發作部位通常會出現紅、腫、熱、劇烈疼痛，一般多在子夜發作，會把人從睡眠當中驚醒。

痛風發病的主要原因是高嘌呤飲食。根據醫生研究發現，引起痛風主要是兩方面的因素：一種是原發性因素，即因為基因缺陷而導致的自身尿酸分解下降；二是繼發因素，主要與高嘌呤飲食有關，也就是攝入了過量的酒、海鮮、動物內臟、大豆製品等富含嘌呤的食物。而這些食物在新陳代謝過程中，身體沒能夠將嘌呤進一步代謝成為可以從腎臟當中經過尿液排出體外的排泄物。血中尿酸的濃度如果達到飽和的話，那麼這些物質最終會形成結晶體，積存在軟組織當中，如果有誘因引起沉積在軟組織中，比如關節膜或者是肌腱裡面的尿酸結晶釋出，那麼便可能會導致身體免疫系統出現過敏，造成炎症。

與此同時如果一個人的腎功能受損，就會讓尿酸排液減少，尿酸堆積這也是產生痛風的原因之一；而且，天氣變化，也能夠誘發痛風，特別是天氣突然變冷，導致溶解度下降，容易分析出結晶，從而誘發痛風急性發作。

痛風的危害是極大的，不僅會給我們帶來疼痛，而且還會引發高血壓、糖尿病、腎機能障礙等一系列併發症。

對於我們 40 歲的中年男性而言，預防痛風的發生最為主要的就是低嘌呤飲食，比如減少酒、海鮮、動物內臟的攝入量，一旦攝入高嘌呤食物之後，一定要記得多喝水，增加排尿量。

而對於那些肥胖的中年男性，則應該注意減肥，增加有氧運動。如果一旦痛風急性發作，要及時消炎止痛，多喝水，並且注意身體的保暖，有必要時，應該去醫院接受正規的治療。

那麼，對於 40 歲的男性朋友來說，我們在飲食上應該注意什麼問題呢？：

(一) 控制總熱能的攝入量

我們要控制每天總熱能的攝入，盡量少吃碳水化合物。除此之外，還要少吃蔗糖、蜂蜜之類的食物，因為它們含果糖很高，會加速尿酸的生成。而且，蔬菜當中的嫩扁豆、青蠶豆、鮮豌豆含嘌呤量也是很高的，也要限制食用。

(二) 限制蛋白質的攝入

我們應該多選用牛奶、乳酪、脫脂奶粉和蛋類，它們所含的嘌呤少；盡量不要吃肉、禽、魚類，如果你一定要吃，那麼應該先將肉煮沸之後棄湯食用。這是因為嘌呤很容易溶於水，所以，湯中的含量是很高的。

豆製品當中雖然蛋白質的含量很高，對身體有幫助，可是對於痛風患者而言，是不宜食用的，因為蛋白質含量高，所含的嘌呤成分也比較高，比如：黃豆、豆腐、豆干等都是禁止食用的。

（三）限制嘌呤攝入

嘌呤這是細胞核當中的一種成分，換句話說，只要是含有細胞的食物那麼必然是含有嘌呤的，而且動物性食品當中的嘌呤含量較多。

所以，我們應該避免，甚至是禁食動物內臟、蝦蟹、濃肉湯、食用菌類、海藻類、鳳尾魚、沙丁魚、蛤類、豆類，以及啤酒等高嘌呤類食物。

（四）多吃鹼性食品

比如我們可以多吃一些蔬菜、馬鈴薯、青梅、檸檬等，這樣不僅能夠降低血和尿液的酸度。此外，西瓜和冬瓜也是首選的佳品，它們不僅是鹼性食品，而且對於痛風患者的治療還能起到一定的幫助。當然，我們在做發酵麵食的時候，可以放入一些鹼，熬粥的時候也可以，含鹼性的物質可以有效促進尿酸的排泄，保護腎臟，宣導食用。

（五）多飲水保障尿量充沛

對於痛風患者來說，平時一定要多喝白開水、礦泉水、汽水和果汁等促進尿酸排泄的飲品，但是切忌必要喝濃茶。

（六）限制鹽的攝入

我們每天的鹽量攝入應該限制在 5 克以內。

千萬別小看那些腰痠背痛 —— 腎病

40 來歲的司馬先生是一家外資企業的財務總監，不僅氣質儒雅，舉止大方，而且平時還很喜歡體育運動。

在最近這一年來，司馬先生在進行運動的時候，總是感到力不從心，偶爾還會出現疲憊、腰痛、浮腫、尿少、尿黃、尿起泡沫等情況，但是他自己並沒有特別在意。

可是，就在前不久，單位舉辦了一次羽毛球比賽，結果司馬先生由於運動過度，下場之後出現了面色蒼白、頭昏眼花、腰痛、血尿，甚至還出現了上腹不適、噁心、嘔吐等一系列症狀。

這可以嚇壞了當時的同事，大家立即驅車把司馬先生送進了醫院。結果經過過急診醫生體檢之後，結果發現，司馬先生的體檢結果為血紅素(+++)、白血球(++)、尿蛋白(+++)、潛血試驗(陽性)、血中尿素氮、清肌酸酐超過正常值 12 倍以上，被診斷為疑似隱匿性腎炎、腎功能衰竭，立即讓司馬先生收住院治療。

而面對這突如其來的診斷結果，讓當時的同事們都感到了異常的驚訝，大家真的想不到，平時喜歡運動的司馬先生會出現這樣的情況。隱匿性腎炎這是慢性腎小球腎炎的一種表現形式，常發生在中老年人身上，其突出的特點就是患者並沒有任何的臨床自覺症狀，只有透過化驗尿液，才能夠發現像蛋白尿、尿潛血試驗陽性，或者是反覆出現血尿等不正常現象，因此可以說很難被患者本人察覺。

根據統計顯示，40 歲以上的人口當中慢性腎病患病率達 8% ～ 10%；而到腎內科就診的患者，有 2/3 的病人已經出現了腎功能不全的情況，大約 1/4 病人的並且已經發展到了尿毒症期。

之所以會這樣，其實道理非常的簡單。由於機體的生理功能的作用，人體的腎臟儲備量是很大的，平時只需 1/4 的腎單位工作，就能夠維持腎臟的功能了，而且其餘 3/4 的腎單位則處於了一種「輪休」的狀態。

因此，一旦染上了腎病，腎臟雖然也發生了慢性損害，但是只要患者的一般耐受性還可以，那麼問題就不會太嚴重。但是，如果任其發展下，那麼腎臟疾病則更加難以及時察覺。通常當腎臟損傷達到 3/4 以上的時候，腎臟此時才無法支撐，患者才出現，像浮腫、腰痛、尿少、尿黃等明顯症狀。可是到了這個時候，對於大多數的患者而言，已經進入到了腎功能衰竭期，甚至還有可能轉化成為尿毒症，錯失了寶貴的最佳治療期。

反觀上面的案例，我們則可以發現，其實司馬先生的腎臟很早之前就出現了損害，但是由於之前的症狀比較隱匿，所以讓司馬先生疏忽大意了，根本就沒有得到及時的檢查和治療，結果導致了並請求的嚴重。預防建議：

（一）中老年人最好每年能夠做一至兩次的腎臟健康檢查，例如尿液分析、腎功能、腎臟超音波等；

（二）選擇堅持健康的生活方式，比如戒菸、限酒、減肥、低鹽、低脂、控制蛋白的攝入等；

（三）我們要特別注意預防咽峽炎、扁桃腺炎等上呼吸道感染疾病；

（四）慎用對腎臟有害的成藥；

（五）積極治療原發病，比如糖尿病、高血壓、高血脂症、動脈硬化、冠心病等；

一一旦發現發現腎臟出現病變，那麼就需要去醫院進行救治，以免耽誤治病的最佳時間，後悔莫及。

長久困擾成功男人的頑疾 —— 前列腺炎

前列腺這在男性的生殖系統當中占據了非常絕對重要的位置。在前列腺內，佈滿了大量的神經網和神經末梢，所以，前列腺更是一個極其敏感的部位，它能夠激發性衝動和性興奮，從而有利於我們的性生活更加和諧。

一旦前列腺出現了問題，那麼就有可能會引起性功能的障礙，會嚴重影響到男性的自信心，從而影響到生活品質，甚至是夫妻之間的關係。

當然，前列腺的作用不僅僅是提高我們性生活的品質，還具有以下幾方面的作用：

(一) 促進受精卵的形成

在前列腺液當中含有蛋白分解酶和纖維蛋白分解酶，所以，能夠有效幫助精子穿過重重的屏障，也就是子宮頸內的黏液屏障和卵細胞的透明帶，讓精子和卵細胞能夠得到順利的結合。

(二) 激發精子的活力

前列腺液當中還含有一種特殊的成分，能夠讓精子從精液當中獲取充足的營養，從而激發精子的活力。

(三) 促進精液的液化

前列腺液當中的胰凝乳蛋白酶能夠有效促進精液的液化。

(四) 提高精子的成活率

前列腺液略偏鹼性，可以中和女性陰道當中的酸性分泌物，從而減少酸性物質對於精子的侵蝕，這樣也就進一步提高了精子的存活率。

(五) 維持生殖泌尿系統的健康

前列腺位於膀胱的前方、直腸的下方，環繞著尿道，而前列腺液當中的鋅離子具有殺菌的功效，這樣也就讓前列腺具有了抵禦外界病菌入侵的防禦作用，從而能有效維護生殖泌尿系統的健康。

由於前列腺是男性最大的附屬性腺，並且位於男性的盆腔內，除了能夠分泌前列腺液之外，對於我們男性的生殖功能也具有著特殊的意義。

在青壯年時期，這是男性前列腺液體分泌最為旺盛的階段，而這一時間也就為細菌的生長提供了很多便利的條件，很容易引起前列腺的發言，而且病因往往比較複雜。

(一) 細菌性前列腺炎的病因

1. 上行蔓延的尿道感染：這種情況往往是由性生活引起的。在進行性生活的時候，男性尿道口被陰道細菌感染，從而產生尿道炎。如果不及時的治療，那麼細菌就有可能會擴散到前列腺，從而引起前列腺炎。
2. 排尿尿道內感染：主要是因為尿液逆流進入前列腺當中，從而引起的前列腺炎。
3. 直腸細菌直接擴散，或者是透過淋巴管道進入到前列腺當中。
4. 來自血液當中的細菌感染等。

那麼，中年男性如何患有了前列腺炎，應該注意哪些問題呢？

一、中年男性患者一定要注意控制飲酒，現如今的生活越來越好了，不免多了很多的應酬，而在應酬當中就需要酒的助興，可是對於我們男性朋友而言，飲酒雖然能夠加快血液循環，擴張血管，特別是對於擴張內臟血管是最為顯著的，但是如果大量飲酒，那麼對於我們的身體是有嚴重的危害的，大量飲酒會損害人體的防禦功能，促使感染或者是復發慢性前列炎。

二、男性患者應該戒菸，菸草是一種茄科植物，含有尼古丁、焦油等成分，會讓我們人體的自身識別、消滅和清除抗原異物的生理功能逐漸下降。

對於長期抽菸的人而言，前列腺極有可能是最容易受到傷害的器官之一。另外，由於慢性前列腺炎的病程很長，很容易復發，因此治療起來是比較困難的，如果再不注意戒菸的話，那麼治療的難度就會更大。

三、經常坐著，而且姿勢不變，這樣就很容易導致血液循環變慢，特別是會陰部位的血液循環變慢，從而直接導致了會陰，以及前列腺部位的慢性充血、淤血。

如果長時間地保持坐位，肯定是會對前列腺造成一定的影響。當會陰部、前列腺的充血之後，就會導致局部的代謝產物堆積，從而阻塞前列腺的腺管，致使腺液排泄不暢，就能夠導致慢性前列腺炎的發生。

四、騎車和久坐一樣，也會造成會陰和前列腺局部的充血，從而阻礙血液的循環，長此以往就有可能會造成前列腺炎的發生，甚至還會出現會陰部位疼痛，排尿的時候尿道痛，排尿困難，腰部痠痛等症狀。

90% 的擔心其實並不存在 —— 焦慮症

焦慮是指人們對於目前所處的不良環境所產生的一種不愉快的情緒反應。

因為有焦慮情緒的出現，所以就會讓人們萌生出逃避或者是想要擺脫這種不良情緒影響的想法，所以，心理學家也把焦慮認為是一種「保護性反應」。

任何人不論是在生活，還是在工作中都不可能是一帆風順的，為此，每一個人也都會表現出不同的焦慮情緒，或者說對焦慮有著不同的心理感受。

在正常情況下，我們對於所接觸的環境，或者是事情可以出現很多種不同的情緒反應。

比如，在考試之前，有的學生會吃不下飯，睡不好覺；在比賽之前，有的運動員會出現四肢發涼、手心出汗、心跳加速等。但是慢慢的，隨著所處環境的不斷改善，這些症狀有可能就會慢慢的消失，情緒也開始變得穩定，這其實就不能算上是焦慮。

我們只把那些發生在日常生活當中的很小的挫折，所引發出來的強烈的情緒反應，才能夠說這個人有焦慮症

在臨床上，醫生們把由於很輕的原因所引發的，以比較嚴重焦慮為中心的一組症狀統稱為「焦慮症」。而按照現代心理學的劃分，焦慮症則屬於中度心理不健康的範疇。

現如今，隨著社會發展和競爭的日益激烈，很多中年人患焦慮症的人數呈現了逐年上升的趨勢。

根據統計數字顯示，西方國家的發病率為 3% ～ 5%，而在最近幾年，我國患者在群眾當中的比例也逐漸上升到 2% ～ 3%，特別是在以腦力勞動為主的群體當中，比如研究、教學、機關、管理等職業當中的患者人數要遠遠高於體力勞動者，所以，我們一不能掉以輕心，一定要重視起來。

(一) 臨床表現

焦慮症多發生在中青年群體當中，而誘發的因素主要是與人的個性和環境有關。前者通常多見於那些內向、羞怯、過於神經質的人，而後者則可能與激烈競爭、超負荷工作、長期進行腦力勞動、人際關係異常緊張等密切相關。，為此在臨床上，醫生們把焦慮症分為急性焦慮和慢性焦慮兩種類型。

(1) **急性焦慮**：主要表現為驚恐樣發作，在晚上睡覺的時常有發生，有一種瀕死的感覺。

患者的心臟會劇烈地跳動，胸口憋悶，喉頭就好像有一種堵塞感，呼吸困難。由於驚恐引起的過度呼吸還會造成呼吸性的鹼中毒，從而還會誘發四肢麻木、口周發麻、面色蒼白、腹部墜脹等，這樣等於又進一步加重了患者的恐懼，甚至會導致患者的精神崩潰。

而且，這類患者在就診的時候，通常會情緒特別激動、緊張不安，會給醫生帶來一種心血管疾病發作的假像。

一般急性焦慮發作的時間可以持續幾分鐘，甚至是數小時，在發作過後，或者是進行了適當的治療之後，症狀一般能夠得到有效緩解，或者是消失。

(2) **慢性焦慮**：急性焦慮其實是在慢性焦慮的背景上面產生的，但是更多的患者卻主要表現出一種慢性焦慮的症狀。

一般慢性焦慮的典型主要表現為五大症狀，即心慌、疲憊、神經質、氣急和胸痛。除此之外，還會出現緊張、冒冷汗、暈厥、腹脹、噁心、便祕、嘆氣、陽痿、尿頻急等症狀，有的時候，真的很難與神經衰弱或者是其他專科疾病相區分，為此對於慢性焦慮，醫生需要對患者的病情進行一個全方面的瞭解，在有的時候，還必須依靠一些必要的輔助檢查，比如像心電圖、胸部 X 光片、消化系統造影、胃鏡等。不過，焦慮症的主觀症狀看起來雖然很嚴重，但是客觀症狀卻是非常輕的。

（二）焦慮症的預防與治療

對於 40 歲的中年男人來說，如果患了焦慮症這是一件非常痛苦的事情，不僅會影響自己的生活和工作，而且還會造成自己的人際關係緊張。

但是，40 歲的中年人也不要像孩子一樣盲目恐懼，要清醒地認識到，焦慮其實是任何人都有的情緒表現，只有當自己控制不當，發展到一定階段和程度的時候，才能夠出現病態。

我們應該學會積極地陶冶情操，調節情緒，從而有效預防疾病的發生。尤其是對於那些性情急躁、性格內向的中年人來說，一定要改變和克服自己性格上的弱點，學會與身邊的人積極主動地相處，提高處理複雜事物的能力，總之，心態平和和處世不驚，這才是預防焦慮症產生的有效手段。

（1）**心理治療**：主要是指在心理醫生的幫助和指導下，充分認識到識焦慮症產生的原因和背景，學會進行注意力的轉移，或者是化解精神壓力。比如，我們可以透過與親人、朋友之間的溝通，以及節假日出遊等方式，來減輕壓力，減少精神負擔。

（2）**飲食治療**：一旦我們患上了焦慮症，那麼在飲食方面就應該有所注意。一般對於有消化道症狀的患者來說，更應該合理安排飲食，切忌暴飲暴食，或者是進食沒有規律，以免增加胃腸道負擔，加重症狀。

對於有心臟病症狀的患者來說，則應該遠離那些有刺激性的菸酒、濃茶、咖啡、辛辣食物等，因為它們非常容易引起人體交感神經的興奮，容易導致心跳加速、心臟早搏等，讓焦慮的症狀更加突出。所以，我們應該以清淡、容易消化的食物為主，進食之後不要馬上休息。如果出現了腹脹、便祕，可以適當服用一些幫助消化和通便的藥物。

(3) **藥物治療**：現如今，對於焦慮症的主要治療手段還是藥物治療。在臨床上，經常使用的藥物主要是作用於中樞神經系統的邊緣系統、視丘、杏仁核等部位，從而有效改善情緒、對抗焦慮。

但是，這些藥物通常都具有比較大的毒副作用和成癮性，必須在醫生的指導下使用。

除此之外，焦慮症還會伴隨一些其他的併發症，，比如心慌。

心理疾病的「高級階段」——憂鬱症

曾經有一位 45 歲的中年男性，向醫生抱怨說：自從幾年前，他的妻子去世之後，他就覺得生活已經沒有了任何的意義。不管是什麼事情，都不能夠讓他產生興趣，他經常有想結束自己生命的想法。

而且，伴隨著情緒的低落，他還經常出現失眠、焦慮。儘管最近一兩年他四處求醫問藥，可是還是沒有從根本上解決這一問題，在精神和身體不適的雙重壓力和折磨之下，他真的有一種度日如年，生不如死的感覺。

很顯然他已經得了憂鬱症，那麼到底什麼是憂鬱症呢？

憂鬱症是以持久的心情低落狀態為特徵的一種精神疾病。患者經常會感到心理壓抑、鬱悶，甚至是沮喪，並且會非常的難受，但是又沒有辦法排遣。

憂鬱症的患者遇到任何事情總是會朝向不好地方向想，對生活失去了信心，對於日常的各種活動更是沒有一絲的興趣。哪怕是遇到親朋好友的聚會，以及其他的熱鬧場合，都會盡可能地選擇回避。

憂鬱症患者還喜歡誇大自己的缺點，自卑、自責，有一種強烈的內疚感，或者是感到精神疲憊，思維異常的困難，進行一些日常的活動都是吃力的；甚至認為自己已經沒有辦法完成正常工作了，覺得自己的前途暗淡，毫無希望。而對於自己的痛苦處境，更是無力自拔，所以變得更加悲觀，甚至還會有想要透過自殺來尋求解脫的想法。

引起憂鬱症的因素現在並不是非常的明確，甚至有一些憂鬱症的患者是因為遺傳的原因，他們明顯要比正常人更加容易變得憂鬱，哪怕他們在兒童時期和成年時期成長的是比較順利的。

研究證明，憂鬱症患者還會經常發生一些神經生化的改變、神經內分泌功能出現異常、腦電生理變化和神經影像變化。

當然，心理社會因素這也是憂鬱症所產生的原因之一。一些應激性的生活事件與憂鬱症也是有著密切的關係。

有的研究發現，如果人們在經歷一些能夠危及到生命的生活事件之後的 6 個月內，憂鬱症的發病危險係數就會增加 6 倍。一些負面的生活事件，比如喪偶、離婚、婚姻不和諧、失業、嚴重軀體疾病、家庭成員突患重病或者病故，都會導致憂鬱症的發生，而且其中喪偶這則是與憂鬱症關係最為密切的應激源。

除此之外，一些經濟狀況比較差、社會階層低下的人也更容易患憂鬱症。

以下的這些簡單指標，則可以幫助我們判斷一個人是否有了憂鬱的症狀：

在持續的半個月的時間當中：

1. 一天當中的大多數時候是情緒沮喪的
2. 一天當中的大多數時候，對幾乎所有活動的興趣都出現明顯的下降

首先只有符合上述兩條當中的一條，以下的指標才具有判斷的價值：

1. 食慾大增或者是大減
2. 失眠或者是睡眠過度
3. 運動的時候無精打采，運動變得異常緩慢
4. 整天疲勞，沒有精神
5. 極端的無用感，或者是產生一種犯罪感
6. 失去了判斷能力，沒有辦法集中精力進行思考
7. 反覆地想要死，或者是自殺

如果已經具備了 5 種或者是以上，那麼就說明已經有了憂鬱的情況，應該向心理諮詢師，或者是心理醫生求助了。

那麼，為什麼現在人們的物質和精神生活變得越來越富裕了，可是憂鬱症反而有增無減呢？特別是對於 40 歲左右的中年男人而言，患有憂鬱症的人數是越來越多。

現如今，人們在享受新生活的同時，越來越殘酷的競爭，以及與此而產生的各種各樣的壓力，也給很多中年人帶來了精神上的痛苦和困擾。

根據據世界衛生組織的統計，全球大約有 3% 的人正在遭受著憂鬱症的折磨，而有一些國家的比例則相對更高。

憂鬱症不僅會影響到患者本人的生活，甚至還會牽連到家人和朋友。症狀也可以是情緒方面，或者是軀體方面的，甚至還會嚴重到讓人沒有辦法進行正常的生活，嚴重影響我們的工作、學習、睡眠、進食等能力。

憂鬱症還會增加其他的一些軀體疾病，給我們帶來致殘、早亡的風

險，如果不加以及時治療，或者是求醫不當，那麼就會給治療延誤時間，不僅會造成沉重的經濟負擔，還會嚴重影響患者的心理。到目前為止，憂鬱症已經成為了全球的主要致殘病因，位居全球疾病負擔的第四位。

對憂鬱症的治療，目前主要採取藥物治療和心理治療。在藥物治療方面，現如今抗憂鬱的藥物有許多種，一般來說，患者的耐受性都比較好，使用起來安全、方便。

當然，除了藥物治療，心理治療也是不可缺少的，特別是對於有明顯的心理社會因素作用而出現的憂鬱症患者，在進行藥物治療的同時，必須要進行心理方面的治療。

我們可以透過傾聽、解釋、指導、鼓勵、安慰等方法，說明患者正確認識和對待自身的疾病，讓患者能夠主動進行配合治療。

與此同時，在說明患者識別和改變自己在認識方面偏差的同時，矯正患者的不良行為，有效改善患者的人際溝通和社會適應能力也是必不可少的，從而能夠減輕，以及緩解患者的憂鬱症狀。

但是在這裡需要提醒大家的是，對於輕度的憂鬱症，在醫學上稱為惡劣心境障礙。換句話說，患者具有憂鬱症的症狀，但是並沒有明顯的精神運動性抑制，或者是精神病性症狀，生活沒有受到嚴重的影響。這樣的人務必要警惕兩種偏頗，一是過於重視，自己反而給自己帶上了憂鬱症的帽子，造成精神壓力太大，結果到頭來反而會弄假成真。二是過於輕視，不積極診治，導致病情的加重。我們要知道，憂鬱症和其他疾病一樣，早期發現和治療，效果就好。

40 歲中年男人對待憂鬱症的正確態度應該是積極治療，但是也不要杯弓蛇影，草木皆兵。假如對自己現在的狀態不能夠做出肯定，那麼則可以先去向心理諮詢師或者是心理醫生尋求幫助。

不要這樣的聰明絕「頂」——禿頭症

其實我們每個人每天都會掉一些頭髮，醫生介紹說，一個人每天掉100 根頭髮也是很正常的。

但是，如果禿頭在家族當中遺傳的話，那麼你掉的頭髮可能會很多。而且隨著時間的慢慢推移，可能有一天你就會變成禿頂，或者是你的頭髮變得越來越稀疏。根據一項調查發現，幾乎一半的人在 50 歲左右的時候都會出現這一類型的禿頭。

儘管禿頭是一個很普遍的現象，可是它在有的時候確是一件讓人難以忍受的事情，特別是當它改變了你本來英俊的相貌的時候。那麼，禿頭到底是因為什麼引起的呢？禿頭的一般原因包括以下幾個方面：

1. 遺傳。在大多數情況下，禿頭是會遺傳的，換句話說，你現在的禿頭可能是從你父母中的一位，或者是兩位那裡遺傳來的。
2. 壓力，包括一些生理性壓力、疾病和高燒等。
3. 化學療法，這樣強有力的藥物，能夠毀滅癌細胞，但是也會對健康的細胞造成損害。
4. 幾種會對頭髮造成傷害的行為。比如拉頭髮拉得太緊；紮太緊的辮子；紮馬尾辮；使用燙髮鉗或者是染髮料等。
5. 年齡。隨著我們年齡的增加，頭髮也生長得越來越少，變得越來越稀疏，而且也變得更加容易損壞。
6. 不合理的飲食。尤其是不攝取足量的蛋白質或鐵質很容易造成頭髮的脫落。
7. 甲狀腺疾病。比如甲狀腺機能減退，以及甲狀腺機能亢進等。

8. 頭皮癬，這種病在小孩當中較為常見。

那麼在禿頭之前，一般會出現哪些症狀呢？有的人的頭髮會不斷地變稀疏，當然，這是隨著時間的發展，慢慢發生變化的，所以很多人可能根本就沒有發現自己的頭髮正在脫落。

頭髮脫落的時候有的時候會一簇簇的脫落，這樣的情況我們稱為是一般性禿頭。還有的禿頭只出現在頭上的某一塊區域，那麼這樣的禿頭就叫做焦點性禿頭。

對於禿頭的治療，現在醫生一般會根據你禿頭的原因來決定。

對於家族遺傳性的禿頭我們可以使用藥物，或者是手術治療，比如頭髮移植。如果禿頭是由於一些可控制的原因引起的，比如壓力，或者是藥物，那麼治療起來就相對更加容易一些。

當然，我們在決定治療方案的時候，一方面要聽從醫生的建議，另一方面也需要我們注意以下幾個問題：

1. 哪種治療的效果最好？

2. 一般治療多久？

3. 需要持續地進行這個治療嗎？

4. 這樣的治療會有哪些副作用或者是存在哪些其他風險？

5. 這樣的治療需要花費多少錢？

如果你由於禿頭而給自己造成的外貌變化感到很鬱悶的話，那麼治療也許能夠幫助你增強自尊心，但是你也要記住任何治療或多或少都會有一些副作用，以及帶來一些風險，所以一定要先和醫生討論你所做的決定。

誘發疾病的一種病 —— 慢性疲勞

「慢性疲勞症候群」到目前為止發病原因還不清楚，分析可能是與病毒感染有關，主要的表現為半年以上反覆出現極度的疲勞，即使進行了充分的休息，疲勞狀態也不能夠緩解，還有可能會伴有低熱、咽痛、頭痛、肌肉關節痛、淋巴結腫大，以及多種神經精神症狀。

慢性疲勞症候群有三方面的症狀：

（一）持續半年以上的嚴重疲乏，即使進行休息也不能夠得到有效的緩解；

（二）流感樣的症狀，比如出現一系列的低熱、肌肉關節痛、咽部刺痛或者是發癢、頸部或者是腋窩淋巴結腫大，以及觸痛觸痛、頭部重壓感，而且發病突然；

（三）神經精神症狀，比如記憶喪失、說話困難、注意力不集中、理解能力差，以及睡眠障礙等。這些特徵都有助於我們區分慢性疲勞症候群與一般性的疲勞症狀。

慢性疲勞症候群經常會伴有憂鬱的表現，但是它與原發性的憂鬱症在本質上是存在區別的。慢性疲勞症候群的人能夠積極就醫，並且對未來還充滿了希望；但是原發性的憂鬱症則會讓人感到孤獨、絕望，甚至還會有自殺的傾向。

現如今，隨著生活節奏的不斷加快，工作壓力越來越大，慢性疲勞症候群多見於於受過良好教育的都市白領，特別是 40 歲左右的中年男士。這往往就於工作負擔重、心理壓力大、生活方式不健康、免疫功能下降有關係。

到目前為止，慢性疲勞症候群還沒有出現過死亡的報告，不過，如果出現了相應的症狀，那麼則應該及時就診，千萬不要對自己的「亞健康狀態」不在意。

在治療方面，西醫對於慢性疲勞症候群還沒有有效的治療方法。而中醫藥學對慢性疲勞症候群進行辨證論治，這則是一條非常有效的途徑，也就是根據病人的個體情況，採用藥物、食療、保健氣功、運動拳操等綜合措施治療，從而達到扶正祛邪，補養氣血，調理臟腑的功能，有效提高免疫力，培養精氣神，增強體質，最終促進疾病康復的作用。

慢性疲勞症候群其實就是長時間感覺到了嚴重的疲乏無力，但卻又不能夠有效透過臥床休息而得到緩解的一種狀態。

主要表現：一是患者不能夠解釋自己為什麼會出現持續性的慢性疲勞，並且這種疲勞感也不是運動引起的，也沒有辦法透過臥床休息而減輕症狀，結果導致工作、學習和社會活動等方面的能力明顯下降。

二是出現短期的記憶力或者是注意力下降，經常出現咽喉疼痛、淋巴結腫大；肌肉疼痛無力、不紅不腫，但是關節卻一直疼痛，以及頭疼、低燒、睡眠異常等；也有可能會出現頭暈、噁心等症狀。

慢性疲勞症候群在今天已經成為了現代醫學當中一種常見的疾病，而且在近兩年，發病率正在逐漸增加，為此也給病人造成了非常大的痛苦，

美國國家疾病控制中心和預防中心 (CDC) 已經把此病作為了感染疾病類當中的第一類，和霍亂、瘧疾、C 型肝炎和結核病歸到了同一個防禦的類型，由此我們可以看出問題的嚴重性。

對於慢性疲勞症候群，我們首先應該以預防為主。因為這類病首先是與身心的過度疲勞有關，因此，我們在現代生活當中，應該把工作和學習看成是一件有趣的事情，千萬不要讓自己在心理上面過多地勞累。

大家熟知的偉大的發明家愛迪生，他一生的工作時間相當於正常的人的 138 年，但是他本人卻說自己一天也沒有工作過，因為愛迪生總是帶著玩的心情去工作的。

我們的生活本來就是豐富多彩的，當你出現頭腦麻木、記憶力下降、工作和學習效率迅速降低的時候，就應該改變工作和生活的方式，學會放鬆，並且堅持進行適度的體育鍛鍊。

當然，除此之外還可以進行藥物治療，主要包括抗病毒的藥物、抗憂鬱的藥物，以及減輕疼痛、不適和發熱的藥物。

十男九痔，你是幸運兒嗎 —— 痔瘡

俗話說：「十男九痔」，事實真的有這麼恐怖嗎？根據一項調查表明，大約有 87% 的人受到痔瘡的困擾。

在生活當中，一些不良的生活習慣，很容易讓我們患上痔瘡：

(一) 單一體位持續時間過久

根據相關的研究發現，長時間坐著的人，患痔瘡的機率為 72.9%，而長時間站著的人為 73.5%，對於那些不斷走動的群眾，患痔率僅 43%。所以，辦公室人員一般坐 45 ～ 60 分鐘，就應該站起來活動 10 分鐘左右，長時間蹲著的人，每半個小時也應該站起來，或者坐一會兒，長時間站立的人則應該每間隔 1 個小時左右就坐上 10 分鐘。

(二) 喜好吃辣、飲酒

辛辣刺激的食物和飲酒，能夠讓肛竇充血，痔瘡出血。在古籍《太平

聖惠方》中記載:「夫酒痔者,由人飲酒過分,酒性酷熱有大毒,漬於臟腑,攻壅大腸,故令下白。」由此可見,不少大便出血的病人,往往都是發生在大量飲酒,吃完辛辣刺激食物之後。

(三) 只吃精細的加工食品

蔬菜和水果當中都含有豐富的膳食纖維,非常有利於腸道的蠕動,能夠有效預防大便的祕結和痔瘡,但是對於精細加工的食品而言,則減緩了腸道的蠕動,容易造成腸道垃圾的堆積。因此,專家建議大家最好每天能夠吃 500 克左右的新鮮蔬菜。

(四) 喝水太少

喝水太少很容易導致糞便的乾燥和大便的祕結。一般情況下,一天喝 8 杯水是比較理想的,這對於預防糞便乾燥和痔瘡都可以起到積極的作用。除此之外,不建議大家喝過濃的茶,不然的話反而不利於大便的有效排出,對人體容易造成不利的影響。

(五) 大便時間太長

大便沒有規律,大便的時候習慣看書看報,大便時間太長,這些都非常容易導致痔瘡的發生。

大便不定時,很容易讓腸道功能出現紊亂,而在大便的時候看書看報,則容易分散我們的注意力,增加肛門的負擔,與此同時還延長了大便的時間,這樣會讓肛門處的靜脈血液淤積不暢,肛墊因為用力而出現下移,很容易患痔瘡。

(六) 便後不洗肛門

在大便之後，我們的肛門就會被大量的糞汁污染，即使是用再多的衛生紙擦拭，也難以保證肛門的清潔，由於沒有辦法將肛門皮膚皺褶內的殘糞去除，而這些殘留的糞便就非常容易形成痔瘡生成的溫床，因此，便後必須用清水清洗一次肛門，如果有條件的話，那麼可以選擇坐浴 10 ～ 15 分鐘，這樣更能夠有效預防感染和痔瘡的發生。

(七) 不注意勞逸結合

外痔、血栓性外痔、嵌頓痔和內痔出血病人都是發生在過度勞累，長途旅行之後，再加上有些人喜歡通宵達旦的玩牌，不能夠正常的休息，因此很容易導致痔瘡的急性發作。

那麼，我們到底應該用什麼樣的方法來治療痔瘡呢？

其實，治療的方法針對不同的症狀可以出現不同的治療方式，主要有兩種常見的治療方法：食補、藥補。除此之外，當然也能夠進行手術，但是手術因為具有一定的危險性，還是不推薦大家使用。當然，如果病情嚴重的話，建議大家透過藥物，或者是手術治療，治療痔瘡一定不能夠拖延，不然會提高治療的難度。下面就向大家介紹食補和藥補這兩種治療方式。

(一) 食物治療

食物治療就是透過食用一些常見的食物來達到治療痔瘡的目的，食物治療比較適合痔瘡的初期，或者是一些病情不太嚴重的人，主要的食物有以下幾種：

1. 馬生菜（馬齒莧）+ 雞蛋

馬生菜尖 49 個，洗淨切碎，用鍋煮。用幾個雞蛋，打好之後倒入煮馬生菜的鍋中，開鍋大約 3 分鐘之後，不用放入作料即可食用。建議早晨空腹一次吃完，痔瘡嚴重的人可以早晚各一次，對於內痔、外痔、混合痔都具有很好的效果。

2. 黃連 + 白酒

我們先把黃連研磨，之後放入碗中，再倒入少許的白酒，攪拌均勻，在使用醫用的棉蘸酒液搽抹在患處。每天晚上睡覺之前抹一次，連續抹幾天即可痊癒，而且一般不容易發作。

3. 柿子

柿子可以說是大眾比較歡迎的一類水果。柿子就具有預防痔瘡的作用。它對於預防便祕、緩解大便乾結，甚至是出血等情況具有良好的效果。而且，柿子還可以有效緩解高血壓、動脈硬化等病症。

4. 香蕉

香蕉當中含有大量的水溶性纖維，因此，它具有了非常好的通便作用，現如今，一些朋友出現大便乾結、或者是經常用力蹲便，那麼則可以適當多吃一些香蕉。

5. 梨

從預防痔瘡的角度來講，梨和香蕉是一樣的，都含有豐富的水溶性纖維，而且，梨當中還含有大量的水分，所以，多吃梨能夠保持排便的通暢。

（二）藥物治療

藥物治療在這裡需要提醒大家的是，千萬不要相信任何偏方，如果治不好的話，那麼還會造成病情的惡化，因此，還是建議大家到正規的醫院去接受治療。

中醫認為，痔瘡屬於「內火過旺，積毒過多」而引起的，所以，治療痔瘡必須從「清火驅毒」入手。西醫則認為，痔瘡的根源在於「痔核作怪」, 而治療痔瘡必須從「驅除痔核」入手。

現在，一些傳統的內服藥、外服藥以及一些帖藥都屬於保守性的治療，僅能夠勉強改善症狀，並且見效慢，療程長，治療的很不徹底，讓痔瘡患者非常的痛苦。而且，長期用藥花費很高，對於身體還會造成一定的副作用。

1. 內服藥：多為泄藥，在名義上說可以「清熱、解毒、祛火」等，但是實際上只能夠暫時緩解排便，而對於痔瘡的病症本身而言，是沒有任何治療作用。
2. 內用栓劑：除了外用軟膏上述的特點之外，在用完藥之後，後直腸內會感覺有有異物存在感，很影響日常的生活與工作。

一些專家說，內服藥只能夠解決發炎、水腫、疼痛等症狀，根本不可能從根本上去解決這些基本的問題，而外敷藥則可以從根本上解決痔瘡的問題。

其實，治療痔瘡還是要從「驅除痔核」入手，因此，建議大家在選用藥品的時候盡量選擇西藥。除此之外，還需要注意，藥物雖然是有效的，但是也一定要注意養成良好的生活習慣。

下面就給大家介紹一些日常生活中的注意事項，並且配合一些藥物進行輔助的治療，相信一定可以解決痔瘡的問題。

（一）合理飲食，避免辛辣，油炸的食物，建議多吃一些膳食的纖維，葷素搭配，粗細糧食也要得當，這樣才能夠讓大便不至於稀溏和乾燥。

（二）保持大便的通暢，養成定時排便的好習慣，在每次大便的過程中時間不要太長，以 5 分鐘左右的時間為宜。千萬不要強忍排便。

（三）注意保持肛門周圍的清潔。

（四）適當休息，適時去調整坐姿體位，從而有效改善局部的血液循環。

（五）經常參加體育活動，多去做一些提肛的動作，加強局部的運動，這對於減少局部的靜脈淤積，以及靜脈曲張是具有很大的幫助的。

解決食物消化的「最後一關」——便祕

便祕也就是大便乾燥，每次排泄的量極少，而且大便過於乾硬，大便的間隔時間比較長，排泄的時候很困難。

對於正常人而言，攝入的食物在經過消化吸收，形成糞便排出體外一般通常需要 24 ～ 48 小時，如果超過這樣的一個時間段，我們就可以視為其便祕。

當然，由於食物的成分和每一個人的排便習慣有所不同，因此，每個人的情況也是存在很大差異的，有的人隔 2 ～ 3 天排便，這也不一定就是屬於便祕，甚至有的人三天一次或者是一天三次的情況，都屬於是正常的情況。

治療便祕，我們除了可以做一些適當的運動之外，還應該在飲食方面多做一些調理，作這樣效果會更加明顯。

其實，便祕是由於多種原因引起的，比如年老體弱、營養不良、妊娠、患結腸癌等。便祕也往往常見於中老年人，便祕可以分為結腸便祕和直腸便祕。

中老年人往往喜歡吃一些低渣精細的飲食，因而就缺少了纖維素對於腸壁的有效刺激，讓結腸運轉糞便的時間開始延長；再加上中老年人的運動量減少，腸肌的收縮力可以說是普遍下降，這些都很容易造成結腸的便祕。

另外，中老年人的提肛肌和肛門括約肌開始變得鬆弛無力，就很容易造成糞便嵌塞在直腸窩內而形成所謂的直腸便祕。

當然，便祕也可以由肛周疾病，比如痔、瘺、結腸癌、直疝等引起，甚至某些鐵、鋁、鈣制劑也會引起便祕。

由於習慣性便祕，患者通常會長期使用瀉劑，而這樣很容易導致腸功能的紊亂。預防便祕應該多吃一些蔬菜、水果，治療肛周疾病則可以酌情使用一些通便藥。

（一）中老年人便祕，應該多吃一些含纖維素比較高的蔬菜和水果。蔬菜主要以茭白、韭菜、菠菜、芹菜、絲瓜、藕等含纖維素多；而水果中主要以柿子、葡萄、杏子、鴨梨、蘋果、香蕉、番茄、西梅汁等含纖維素多。西梅汁也可以有效促進腸胃的蠕動，幫助我們進行排便。而且見效很快，並且是純果汁，天然溫和，對身體沒有大的傷害。

（二）鍛鍊身體，比如散步、慢跑、勤翻身等。我們可以作腹部的按摩，先從右下腹開始向上、向左，再向下按照順時針的方向進行按摩，每天 2 ～ 3 次，每次 10 ～ 20 回，對於便祕非常有幫助。

（三）便祕還有可能是某種疾病的前兆，因此要及時治療痔瘡等肛周疾病，警惕結腸癌的發生。

（四）如果需要使用瀉劑，那麼一定要把握好交替使用各種瀉藥的原則，並且不要使用藥效過猛的瀉藥。

（五）盡量不用，或者是少用容易引起便祕的藥物，比如可待因、鐵劑、鋁劑、鈣劑等。

除此之外，中老年人因為身體各個器官的機能開始出現老化和其他一些原因，非常容易引起便祕。由於便祕，因此在排便的時候就會屏氣用力，而這往往很容易導致腦溢血，或者是突發性心律失常而猝死，那麼我們應該如何有效進行預防呢？

（一）要養成大便的衛生習慣。每次早起，或者是睡覺之前，一定要按時進行大便，到時候不管有沒有便意，都要按時去廁所。只要能夠長期堅持，那麼就一定會養成按時大便的習慣的。

（二）在平時可以多吃一些含有纖維素的蔬菜，比如韭菜、芹菜、菠菜等，以及一些新鮮的水果。還建議大家適量喝水，或者是多飲用一些蜂蜜水，大棗、芝麻和胡桃等，這些都能夠起到潤肺通便的作用。

（三）堅持體育鍛鍊也能夠有效改善胃腸的蠕動，提高腹部和會陰部肌肉的肌力，從而 改善大便不暢的情況。

（四）如果是便祕嚴重者，則可以適量服用緩瀉劑，比如蜂蜜、大黃，以及開塞露、甘油灌腸等。如果想要快速而方便地解決便祕的痛苦，建議大家多去食用李子汁，一般情況下，2 個小時候之內就能夠看到效果。

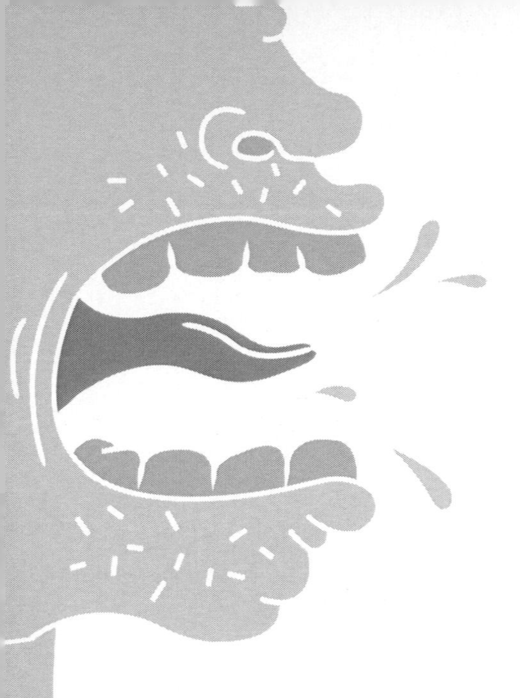

第 3 章
提高思維力使頭腦年輕

據科學家的一項最新研究表明，男性更應該注意保護大腦，科學用腦，尤其是 40 歲的男性。因為男性腦萎縮比女性快，男性腦細胞的死亡速度比女性快 2 倍。通常死亡的腦細胞大多是與推理、邏輯等認知能力有關的，目前患老年癡呆症的男性比女性多。很多男人往往不注意科學用腦，經常開夜車，這樣長時間的用腦過度，會導致腦細胞受損，記憶力衰退，使人的肌體節律紊亂。

男性大腦衰老會出現什麼情況

根據一些資料的統計顯示，男性患老年性癡呆症的人數要遠遠高於女性，所以，專家提醒相關的男性朋友，特別是 40 歲左右的中年男性朋友，要儘早地呵護自己的大腦，而 20 ～ 40 歲是增強腦力的關鍵時間段。

(一) 男性的腦細胞死亡速度快於女性

根據研究發現，雖然男性的大腦體積要比女性大 15 ～ 20%，但是在腦細胞的死亡速度上，男性則要快於女性 2 倍。

尤其是男性的大腦左側，腦細胞損失的數量則大約是右側的 2 倍。而且，左腦通常又和語言、推理等認知能力有關。

當我們隨著年齡的增長，在到了 40 歲左右的時候，由於受到不良嗜好、掠奪性用腦、情緒和壓力等各種因素的影響，腦組織的流失就要比女性更快。

所以，男性更應該注意保護大腦。通常認為，老年時候的腦力處於何種狀態，就取決於 20 ～ 40 歲的時候對大腦的保護程度。

那麼，在日常生活中，到底什麼狀態下更容易傷害大腦呢？

(一) 社交排斥的影響

根據一項科學實驗發現，當一個人的情感在遭受到突然變故的時候，比如失戀、離婚、同事關係惡化等，那麼人體的感知生理傷痛的大腦區域就會出現強烈的反應，從而會對大腦造成一定程度的損傷。

(二) 壓力引起的緊張

當我們的情緒緊張時，腎上腺會分泌一種皮質醇激素，如果大腦長期被這樣一種有毒性作用的激素侵蝕，那麼就會加速腦細胞的衰老退化。

(三) 長期吃肉過多

當我們進食過飽的時候，大腦當中的一種生長因數就會明顯增多，它們則是引起動脈粥樣硬化的重要原因。如果一個人長期吃得過飽，或者是吃肉過多，那麼就會造成腦血管彈性的降低，從而出現大腦的早衰和智力減退等現象。

(四) 容易生氣

生氣這樣的不良情緒會加速腦組織的衰老。如果大腦的功能減弱，那麼大量血液則會流向大腦，讓血管的壓力不斷增加，而這個時候，血液中的含毒素是最多的，含氧量則是最少的，對於腦細胞來說就好像是服用了毒藥一樣。

(五) 抽菸、喝酒

長期抽菸或者是喝酒則會導致大腦的供血不足，神經細胞會出現病變，讓我們的腦組織成為「海綿狀」，這樣就有可能增加之患老年性癡呆的風險。根據一項研究發現，當腦組織受到損傷的時候，人體對於菸草、酒精的需求就會增加。

(六) 長期睡眠不足

想要消除大腦疲勞，最主要的方式就是進行充足的睡眠。長期的睡眠不足，或者是睡眠品質較差，那麼就有可能加速大腦的細胞的衰退，甚至可以說，失眠與大量飲酒對於我們大腦的損傷程度幾乎是相同的。

(七) 持續的腰痠背痛

腰痠背痛這是很多中年人經常出現的一種情況，可是卻很少有人會把腰痠背痛和大腦聯繫起來。但是，透過研究發現，如果背痛持續一年以上，那麼腦灰質就會損失大約 $13cm^3$，也就相當於由於自然衰老 10 ～ 20 年所失去的腦灰質的量。

身心結合鍛鍊大腦的方法

曾經有人問一位知名的神經學家：「無論我如何改變自身的壞習慣，是不是當我到了某一個年齡，就不能夠很好地保護我們大腦嗎？」這位教授回答說：「你永遠都不會覺得晚，只要從現在開始改變你的生活習慣，那麼你就開始修復你昨天的損傷了。」

為此，專家向中年男性提供了一下幾種身心結合的鍛鍊大腦的方法：

(一) 適當地「吃香喝辣」

咖喱和黃芥末當中的中的薑黃素，這是是一種高效能的的抗氧化劑，能夠有效可抑制氧化作用，從而傷害腦細胞，適當地吃一些對吃這些對大腦是有幫助的有益。

(二) 保護牙齒

專家透過了上千個案例的研究發現，牙齦炎、牙周病與晚年的一些大腦疾病存在一定的聯繫，因此，我們一定要認真刷牙，最好能夠堅持使用牙線。

(三) 多做家務

中年男人更應該多進行運動，鍛鍊自己的肌肉，透過鍛鍊影響到大腦額葉的運動區。除此之外，做家務還需要用腦規劃工作的順序，而且在完成家務之後，還會具有一定的成就感，對於大腦也是很好地刺激。

（四）多打招呼

我們在打招呼的時候，需要記住對方的人名和相貌特徵，這樣也能夠提高腦力。

（五）每天走條新路

中年男性總是習慣一些陳舊的東西，我們應該打破舊的習慣，多去嘗試一些不熟悉的事情，這樣能夠有效激發短期的記憶，建立大腦解讀資訊的能力。比如，我們可以每天嘗試改變從家裡到公司的上班路線，這樣就能夠有效刺激前額葉。

（六）少看電視

在看電視的時候，我們的大腦基本上是處於一種停頓的狀態，因此，建議中年男人不要總是看電視，曾經在澳洲，對大約 3 萬人的研究發現，記憶力比較好的中年人，每天看電視的時間少於 1 個小時。

（七）細嚼慢嚥

很多神經內科的專家都表示，咀嚼能夠加快大腦皮質區的血液循環，從而有效刺激腦神經，所以，細嚼慢嚥這是鍛鍊大腦的一個最好的時機。

（八）多曬太陽

陽光能夠有效促進神經生長，促進神經纖維的變長，所以，多接受太陽照射則可以有效預防癡呆等疾病。

(九) 多喝水

在我們的大腦當中，裡面有八成是水，所以，缺水就會妨礙我們的正常思考。

(十) 快步走

有氧運動能夠讓我們的心跳加速，活化小腦，促進大腦進行思考，從而有效提高我們的認知和資訊處理的速度。美國的一項研究發現，每週快步走 3 次、每次 50 分鐘，就能夠讓我們的思維變得更加敏捷。

(十一) 冥想

我們要留出片刻的空白時間，這樣才可以讓大腦更加健康。我們可以閉上眼睛、大拇指按小拇指，想像運動之後的美好感覺，也可以深深地呼吸 30 秒，之後大拇指按無名指，想像一下你喜歡的任何東西 30 秒鐘，之後再按中指回想一下你受到關愛的時候的事情 30 秒鐘，最後按食指回想一下自己嚮往去的美麗的地方 30 秒。

(十二) 多吃葉酸和維生素 B12

葉酸和維生素 B12 能夠有效控制血液當中傷害大腦的同半胱胺酸，對於大腦的健康是非常有幫助的。含有維生素 B12 的食物主要有：四季豆、蘆筍，鮭魚、沙丁魚等，中年男人可以適當地補充一些。

提高你的想像力

創新的一個極其重要的元素就是想像力，可以說想像力是創新的翅膀，是一種在現實基礎上不斷積累起來的。想像力能夠隨時捕捉到具有價值的資訊，之後再加以聯想、實驗，進而就為創新提供了思維的基礎。只要我們能夠運用好自己的想像力，那麼我們的創新思維就會在想像力這個翅膀下自由翱翔。

任何想像都是不受到限制的。不管我們處於什麼樣的職位，從事什麼類型的工作，我們都能夠去幻想，幻想自己擁有和當下不一樣的生活，幻想更加美好的環境和未來。如果一個人連最基本的想像力都沒有了，那麼註定這個人的一生是一成不變、更是沒有任何突破的。

有一家世界知名的牙膏公司總裁重金懸賞：誰能夠提出讓已經接近飽和的牙膏銷售量增長的具體方案，那麼就能夠獲得高達十萬美元的獎金。

當時業務部的全體員工絞盡腦汁想著各種辦法，提出了例如更換牙膏包裝、加強廣告攻勢、鋪設更多的銷售網站等方案，但是這些方案卻並沒有被總裁採納。

直到有一天，剛進入公司不久的女祕書在為總裁倒茶的時候，提出了自己的方案：「我想，每天早晨大家在趕著時間上班的時候，匆忙擠出的牙膏的長度已經成為了固定的習慣。因此，假如我們能夠將牙膏管的出口加大一點，大約比原來的口徑大40%，那麼所擠出來的同樣長度的牙膏量就會多了一倍，這樣一來，原先每個月用一條牙膏的家庭，不就會多用一條了嗎？

總裁聽完之後大喜，於是就立即採用了祕書的建議，結果沒多久，公司的銷售量真的就增長了。

如果沒有了想像力，那麼等於就沒有了突破，就好像是銷售部的員工，他們只知道透過常規的方式來推銷牙膏，卻並沒有突破現在固有的思維束縛，反而是那個女祕書發揮了自己的想像力，想出了奇特的方案，透過增加牙膏的使用量，解決了牙膏銷售量飽和的問題。

有的時候，我們的工作可能會受到時間、環境、條件的制約，讓我們不能夠隨心所欲地按照自己的想法做事情，但是如果擁有了想像力，則能讓我們能夠另闢蹊徑。

想像力帶給了我們無數的可能性，而我們更可以借助想像的力量來完善原來的計畫，想法，不斷提高工作效率。

想像力還會讓我們超越常規思維的束縛，衝破現在固有的知識經驗的局限，能夠以大膽、奇特的方式對所需要解決的問題進行一種創造性的探索，有效找出解決問題的途徑。因此，我們一定要學會正確運用想像力，這樣才能夠為我們的工作帶來創新和改變。

那麼，如何提高我們的想像力呢？

（一）擴大知識面，合理想像

知識雖然不能夠決定想像力，但是卻能夠影響著想像力，只有擴大知識面和知識量，才能夠具備更寬闊的視野和更高的基礎來進行想像，也只有當想像力更加符合科學和現實的時候，才更容易實現。

（二）學會觀察，培養想像力

我們要養成勤於觀察、善於觀察的習慣，仔細觀察工作當中的流程，能夠從細節當中去尋找靈感，從微小的地方開始進行想像，逐漸學會建立事物之間的聯繫和聯想，只有這樣，才能夠逐漸培養出我們豐富的想像力。

（三）保持工作熱情，拓展想像力

熱情這是我們做任何事情最大的動力。我們也只有保持對工作的熱情，才能夠主動積極地完成工作。一種輕鬆的心情也能夠激發我們大腦的積極性，讓我們的思維方式改變，增加我們的想法 . 進而給我們帶來更多更大的想像力。

常放風箏健腦養心

有首詩說「清池玉水繞山川，攜手伴友放紙鳶；楊柳輕指意欲醉，疑是夢境回童年。」在那個草長鶯飛的季節裡，如果我們能夠去外面和朋友，家人一起放放風箏，相信一定是一件讓我們感到心曠神怡的事情。

古人認為：「迎天順氣，拉線凝神，隨風送病，有病皆去。」在放風箏的時候，我們必須在寬闊的地方，例如廣場、郊野，可以讓我們沐浴著陽光，呼吸著清新的空氣，仰望藍天，凝神專注，拉線奔走，真的是有張有弛，清風徐來，嬉戲玩樂，旁若無人，而這個時候的任何憂慮煩惱，任何變態的神情早就已經被我們忘掉了，真正實現了爽神練形，可以說是兩相得益的事情。

經常放風箏，可以提高我們的身心品質，不僅能夠有效防治頸椎病，也會讓一些老年性疾病因此得到大大的減少。

而且放風箏還是一種綜合性很強的體育運動。在放風箏的時候有跑有停，有進有退，軀幹、四肢都得到了鍛鍊，而且動作協調、連貫、自然，可以說幾乎全身的骨骼和肌肉都參與到了活動當中。一個經常放風箏的人，那麼他的手腳肯定是靈活的，思維更是敏捷的。

在一個寬敞開闊的場地當中放風箏，這是最好的空氣浴，而在一個風和日麗的大自然當中放風箏這則是最好的日光浴。

我們在放風箏的時候，人的呼吸或急或緩，心率快慢有度，這樣就可以增強心肺功能，促進人體的新陳代謝，從而改善微循環，延緩器官的老化。

當然，放風箏最理想的地方就是遠離城鎮的郊外、山野、溪邊。這裡可能是芳草青青，也可能是溪水潺潺，或者是麥苗翠、菜花黃，或山花絢麗爛漫，不僅能夠讓人心花怒放，再加上郊外的空氣清新爽淨，負氧離子含量極高，可以說對我們每個人來說是具有巨大好處的。

而且，放風箏的方法很簡單，可以說任何人都能夠輕鬆學會。而放風箏的操作要點是：放中相牽，一線相連，未放之時，如馬臥槽。一旦風箏飛起來了，就好像是進入到了戰場，頓時精神抖擻，耳立蹄開，把風箏線視為韁繩，緊拉快倒。

放風箏我們最好安排在風和日暖、天氣晴朗之的時候，以春秋冬這三個季節最為合適。每天可以放一次，每次以 1 ～ 2 小時為宜。

需要特別提醒大家的是，放風箏一定要選擇寬敞的空曠之地，並且路面要平坦，不要溝溝坎坎的；還需要我們注意觀察上空是否有電線，以免因風箏與電線接觸而發生事故；還需要防止太陽光的反射對我們的眼睛造成傷害。

中年男性大腦保健可適量飲酒

這裡所說的飲酒絕對不是酗酒，而是指每天堅持喝一點酒，這對於身體是非常有幫助的，特別是對於 40 歲左右的中年男性而言，每天適當的飲酒，就能夠保持大腦的興奮度，對於大腦的具有很好的保健功效。

曾經有一項大型的研究，前段時間發表在了美國的公共衛生學期刊上，這一研究是由 18 年來，對一共 3500 位 50 歲以上的男性所進行的生活飲食方面的調查。結果發現，適量地飲酒的中年男子，也就是每天喝一杯以下的酒，這在我們的記憶力和認知力的測驗當中，要比起重度飲酒者和完全不喝酒的人分數來得高。

在此之外，對於中年男子的養生保健，多半被告知養生最好的建議是少吃多動，不要沾酒，可是現如今，我們也許要改變這樣的觀念，而應該適當地進行飲酒。

現如今，中老年人失智問題已經慢慢成為了重要的公共醫療衛生問題，而且它已經變成了一個重要的社會負擔，但是目前對於大部分的失智症並沒有特別好的治療辦法，所以，如何進行預防，就成為了人們非常關心的事情。

顯然，適量飲酒是能夠給我們帶來很多好處的，但是也有醫生表示，飲酒控制住合適的量，這確實不是一件容易的事情。因為適量與過量實在是很難界定的，而且我們每個人的心理狀況與情緒，甚至是壓力都很容易讓我們放開了去喝酒，無所顧忌。如果你一旦養成了酗酒的習慣，那麼就很不容易戒除，並且對於健康的損失會更大，所以，對於中年男性而言，大腦保健是可以適量飲酒的，只要注意不貪杯即可。

按摩拍打快速消除大腦疲勞

現代中年男人的工作壓力非常大，而且還會經常覺得疲憊不堪。由於產生疲勞的性質是不同的，因此消除疲勞的方式也不盡一樣。如果我們只知道一味地透過睡覺來消除疲勞，不僅不能夠消除疲勞，還有可能讓疲勞加重。

特別是一些 40 來歲的中年腦力工作者而言，因為長時間的用腦，非常容易引起腦部的血液和氧氣供應不足，從而讓大腦出現疲勞的感覺，這樣的疲勞感覺就稱為腦疲勞。主要表現為頭暈腦漲、食慾不振、記憶力下降等。

與此同時，消除疲勞的最好辦法就是不要睡覺。可以去適當地參加一些體育活動，比如打打球、做一做操、散散步等，這一類強度不大的有氧運動可以有效增加血液當中的含氧量，讓我們的大腦氧氣供應充足，疲勞自然就會很快消失。需要特別提醒大家的是，活動的強度千萬不要過大，時間更不要太長，以免再一次出現體力上的疲勞。

如果你發現自己出現了輕微的腦疲勞現象，沒有必要過分緊張，反而應該讓自己的身心放鬆，學會科學用腦，做到勞逸適度，另外，我們還可以做一些適量的腦部運動。

下面就向大家推薦一些簡單的健腦術：

(一) 按摩術

1. 全身放鬆，閉眼靜心。之後用右手中指輕輕點揉眉心，大約 3 分鐘左右；
2. 全身放鬆，閉眼靜心。用雙手中指同時輕輕點揉太陽穴大約 3 分鐘左右；
3. 全身放鬆，閉眼靜心。用雙手食指同時輕輕點揉雙耳耳垂後凹陷處 18 次；如果在點揉的過程中，出現了大量的唾液，那麼可以分 3 口慢慢把唾液咽下去，從而有效滋潤五臟六腑。
4. 全身放鬆，閉眼靜心。用雙手的食指輕輕按摩後腦的玉枕部位，大約 3 分鐘即可。

(二) 拍打術

如果發現自己一旦出現了腦疲勞的情況，先立即放鬆身心，之後可以用雙手五指輕輕地拍打頭部。但是需要注意的是，拍打的力度一定要笑，最好能夠是以無聲為度。我們一定要用五指的指腹，而不是掌心輕輕拍打，拍打時間是 3 分鐘左右，時間也要把握好，不要過長。在平時，我們還可以多梳頭，放鬆頭部。

(三) 吐納術

先用鼻子輕輕地吸一口氣，之後再用口慢慢地呼一口氣，頭腦當中要想像著自己已經把身體當中的所有穢濁之物吐了出來。一呼一吸是 1 次，最好能反覆吐納 36 次。當然，也可以在感覺腦部疲勞的時候，就立即做幾次深呼吸，每次大約 3 ～ 5 分鐘。

除此之外，我們在平日裡還是需要注意平衡膳食，粗細搭配、葷素搭配。建議中年男性朋友可以廣泛食用各種食物，例如穀類、薯類、動物性食物、豆類等。

大腦在代謝過程中需要大量的蛋白質進行自身的不斷更新，因此，腦力勞動者就一定要保證蛋白質的攝入充分，特別是魚、牛奶，以及其他的蛋白質食物等，從而來保證我們的精力充沛，有效提高大腦的思維能力。

在腦組織裡面，氨基酸主要以麩胺酸為主，而在豆類、芝麻等食品當中富含有大量的氨基酸，我們在平時則可以根據用腦的程度適當來補充這些食品。

我們每週還應該堅持散步 3 ～ 4 次，每次 30 ～ 45 分鐘，或者是每週進行 3 ～ 4 次的戶外活動，在堅持一段時間之後，把我們的身體鍛鍊好了，那麼抵抗疲勞的能力自然也就加強了。

不同音樂對大腦有不同影響

俄羅斯科學院的高級神經活動與神經生理學研究所透過一項非常有趣的實驗發現，音樂對人類的大腦能夠會產生一系列的影響，而且，古典音樂和搖滾音樂對於大腦活動的影響則是不一樣的，根據實驗發現，古典音樂往往會讓人變得更加理智，而搖滾音樂則更容易讓人變得激動。

研究人員在對 8 位年齡從 22 歲到 47 歲，從來沒有受到過專業音樂訓練的人進行測試之後得出的以上的結論。

這 8 位參加實驗的人被安排在了聲音絕緣的房間當中，先讓他們每個人聽了 10 分鐘的莫札特古典鋼琴曲，之後又讓他們聽了 10 分鐘的滾石樂隊的搖滾樂，並且在聽音樂過程中大腦的一系列反應都透過裝在大腦外層的電極來記錄，形成腦電圖。

在實驗過程中，先後使用了弱、中、強等不同的音量，音響設備距離實驗者的距離則始終為 1.5 公尺。

結果實驗發現，在低頻區，古典音樂能夠讓大腦的活動能力降低；而在高頻區，則能夠提高大腦的活動能力，從而擴散到整個大腦的皮層。在弱音，以及中等音量的情況下，大腦的活動能力是最好的。

研究人員認為，這樣的一種變化與人們在聽講、解算術題等活動當中的大腦變化是一樣的，換句話說，古典音樂影響著大腦的理性活動，而中等音量，以及高音量的搖滾音樂卻又恰恰相反，提高了大腦在一種更加緩慢的頻率區域裡面的工作。

而且研究人員還發現，這種效應和人們情感的緊張、恐慌狀態非常相似，為此研究人員得出這樣的結論：古典音樂能夠讓人變得更加理性，搖滾音樂則會讓人變得更加情緒化。

另外，透過實驗還發現，當被實驗的人在停止聽搖滾音樂之後，大腦當中的上述變化還是會保留一段時間的，但是聽古典音樂卻沒有出現這類的情況。

而上述這些都是對於非音樂人士而言的，音樂所引起的變化在右大腦部分，這一點也與我們平常所說的右腦與情感相互聯繫的觀點相吻合；但是對於從事專業音樂的人員而言，音樂引起的變化則又更多地表現在了左腦半球的部分。

增加大腦營養

現如今，隨著人們對健康飲食的觀念不斷加深，我們的功能表也開始講究營養的平衡，講究葷素搭配。可是在大多數情況下，我們餵飽了肚子，但是你是否想過餵飽我們的大腦呢？

大腦如果「餓」了，它肯定不會像胃一樣咕嚕咕嚕地亂叫，但是，如果大腦真的「餓」了，那可要比肚子餓了更加麻煩。

現如今，越老越多的醫學專家和營養專家建議，我們也要「餵飽」自己的大腦。

(一) 大腦也要「吃飯」

我們的大腦可以說是有史以來能夠創造出許多令人最驚奇的人體器官之一，大腦作為我們身體的指揮中心，負責和控制著我們身體的所有器官

當然，大腦除了在生理上面的重要性之外，大腦在思想、情感，甚至是性格上也有著重要的影響，而且還儲存著我們過去的記憶，以及對未來的夢想。

正是因為大腦有著多方面的功能，所以可以說大腦的工作是非常繁忙的，可以說它和心臟一樣，每時每刻都在進行「工作」，哪怕你在睡覺的時候，它也在勤勤懇懇地進行工作，為此，大腦更需要獲得營養的補充。而且根據相關的科學實驗證明，為大腦補充充足的營養的，對於預防心臟病、糖尿病也能夠起到很好的預防作用。大腦每一天所消耗的熱量占據了一個人一天燃燒熱量的四分之一，這就是為什麼人們總是想要吃高熱量的食物，這是因為我們的大腦缺少熱量了。對於大腦而言，健康的水果和蔬菜、五穀雜糧、適當的脂肪，以及低脂肪的蛋白質都可以有效滿足大腦的需要。與此同時，再加上一些適當的運動，那麼就更有利於我們大腦功能的發展。

(二) 發現大腦「愛吃」的食譜

根據調查發現，大腦最喜歡的能量來源就是葡萄糖，葡萄糖是富含碳水化合物的食物在經過了我們人體的消化之後的一種最終產物。

如果我們在很長的一段時間內不進食，那麼我們的血液當中就沒有足夠的葡萄糖，這樣就沒有辦法來支援我們的大腦進行清醒地工作和思考，我們就會感到勞累、頭暈、甚至是頭痛。自然而然，我們的思維能力也會受到嚴重的，甚至是最直接的影響。

但是，絕對不是所有的碳水化合物對於我們的大腦都能夠起到積極的作用。營養專家推薦的大腦食物主要是水果、蔬菜、五穀雜糧和乳製品，在這些食物當中，天然的糖可以說是我們身體和大腦的最佳碳水化合物。

除此之外，甜食也是碳水化合物的重要來源，可是由於它們通常含有高熱量和高脂肪，並且還缺乏維生素、礦物質和植物營養素，所以營養專家並不建議。

除了碳水化合物之外，脂肪酸也是大腦喜歡的營養元素。

根據研究表明，大腦重量大約 70% 都是脂肪。脂肪保護層分佈在了大腦當中的每一個神經細胞周圍，保護著脆弱的腦細胞。也正是因為如此，我們更需要攝取適當的脂肪來維持我們的健康。

而且，有越來越多的證據表明，有一些脂肪酸，尤其是 Ω-3 對於大腦的健康有些其他脂肪酸不具備的作用。其中，$C_{22}H_{32}O_2$，就是俗稱的 DHA，是我們大腦當中含量最為豐富的脂肪酸，更是促進大腦發育、成長的重要物質之一，能夠讓我們顯著增強記憶與思維能力，有效提高智力等作用。

但是，需要注意的是，我們的人體本身是沒有辦法有效製造 DHA 的，為此，就需要我們從魚和魚油的補充品當中獲得穩定的膳食供應，這已經成為了 DHA 的最佳來源。

不僅如此，除了魚和魚油當中的健康脂肪，堅果同樣對於我們的大腦大有好處，原因就在於它們能夠為我們提供健康的不飽和脂肪和維生素 E，讓其充分發揮抗氧化的作用。

(三) 給大腦的最佳選擇

既然我們已經知道了大腦需要不斷地補充營養，那麼我們就一定要選擇適合大腦的食用，來為大腦補充營養。

根據以上所說的，健康而富含碳水化合物的蔬菜和豆製品這些都是大腦最喜歡的食物之一，除此之外，豆類、如黃豆、豌豆、小扁豆、海鮮、家禽、瘦肉以及低脂肪乳製品當中由於含有豐富的蛋白質，也成為補充大腦營養的首選食物。

水果和蔬菜不僅能夠為大腦提供急需的碳水化合物，而且它們還含有豐富的維生素、礦物質和抗氧化劑，而這些對於大腦的健康是極其有幫助的。比如，葉酸是 B 族維生素，而我們的大腦功能健康是需要大量葉酸的。葉酸我們可以在綠葉蔬菜當中獲得，特別是菠菜，當中含有大量的葉酸，同時也是葉黃素的良好來源。

實際上，一些帶顏色的水果和蔬菜當中含有的色素都具有強烈的抗氧化性，而這些抗氧化劑有利於減少大腦當中的抗氧化劑，促進大腦的健康。

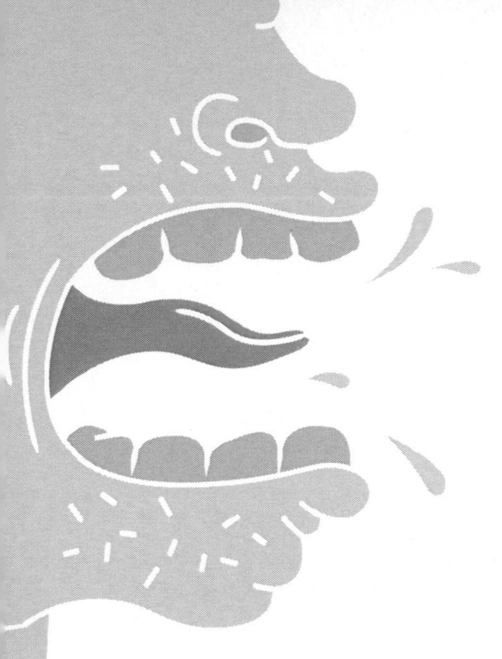

第 4 章

40 歲男人的生活保健常識

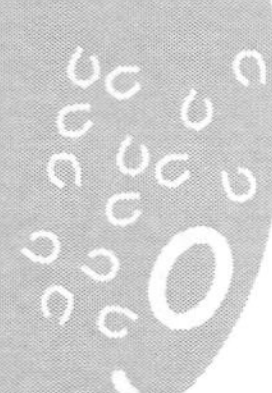

俗話說，四十不惑，40 歲的男性，他們的專業知識強、工作經驗豐富，但是經常工作時間長、壓力超載、體力超支，並且對基本的生活保健知識知之甚少，既缺乏必要的保健意識，更沒有相應的保健行動。與其事後彌補，不如事先做好預防。健康是由日常生活中無數個細節積累起來的的，比如，你每天的刷牙、洗臉、喝水、睡覺等基本行為，它們應該在什麼時候去做最好、如何去做才是最健康科學的，本章將要重點為你講述。

小心這些睡眠殺手

一提到睡眠問題，相信大家很快就會想到失眠，而且很多 40 歲的中年男性可能正在受著失眠的煎熬。

可是還有這樣一群 40 歲的中年人，他們晚上睡覺很好，也不會失眠但卻經常是早晨起來之後就會覺得沒有睡夠，精神不振，其實這種情況，我們就應該考慮是否存在其他的睡眠障礙。

(一) 睡眠呼吸暫停症候群

睡眠呼吸暫停症候群是因為打鼾引起的，在夜晚睡覺的時候，如果呼吸停止持續的時間超過了 10 秒，那麼即被認為是呼吸暫停。如果這種情況是頻繁發生的，比如，每個小時出現 5 次以上或者是在 7 個小時左右的睡眠當中累計出現了 30 次，那麼就可以診斷為睡眠呼吸暫停症候群。

我們千萬不要小看這種病，如果這種病長期得不到有效的治療，那麼患者不僅會覺得自己從來沒有睡過一個安慰的好覺，甚至還會因為呼吸的氣流中斷，出現缺氧和反覆從睡夢當中被憋醒的情況，長期如此就會產生一系列嚴重的、危害全身各個系統的病變。

其實，睡眠呼吸暫停症候群主要是與肥胖、高血壓、心腦血管疾病，以及糖尿病等有著比較密切的關係。這些疾病是可以引發睡眠呼吸暫停症候群的，而睡眠呼吸暫停症候群也會讓人體的血壓不斷升高，從而加重心腦血管的疾病、糖尿病等病情。

當然，打鼾也不是絕對不好的，我們在平時只要注意減肥、側睡、睡覺之前不要喝酒、枕頭放低一些，打鼾的情況是可以得到緩解的。

(二) 睡眠呼吸症候群與心腦血管病

李先生，40 歲，行政管理人員，睡眠打鼾已經多年了。晚上睡覺的時候李先生經常感到胸悶，心前區還會有一些不適的感覺，最後經過睡眠監測檢查，發現李先生原來已經患上了重度睡眠呼吸暫停症候群，重度低氧血症。

其實李先生的例子就是一個典型的睡眠呼吸暫停症候群與心腦血管病相聯繫的關例子。

醫生們透過研究發現，睡眠打鼾的嚴重者，睡眠呼吸暫停症候群的發病率也會隨之而增加，睡眠呼吸暫停會產生低氧血症，這樣就會加速冠狀動脈和顱腦內動脈的粥樣硬化，並且還會降低血液當中的纖溶活性，從而導致冠心病、心肌梗塞、腦血栓的形成。而這些也是引起患者在淩晨出現猝死的主要原因之一。

(三) 睡眠呼吸症候群與性功能障礙

黃先生，47 歲，企業主，最近睡眠打鼾的情況逐漸嚴重，白天感覺非常疲倦，晚上夜尿很多，據說最多的時候每天晚上能夠給達到 7 次，而且血糖偏高，出現了體重增加，性慾下降的情況。剛開始的時候，黃先生以為自己得了腎虛。結果，經過睡眠監測檢查發現，原來自己患上了重度的睡眠呼吸暫停症候群，重度低氧血症。

根據統計資料顯示，睡眠呼吸暫停症候群患者當中有 44% 的人都具有不同程度的性機能障礙，主要表現為夫妻之間的性生活不和諧，房事的次數越來越少，而且時間逐漸縮短，甚至有很多夫妻還因為這方面的原因造成感情不和，家庭破裂。

對於 40 歲的中年男性而言，如果出現這樣的情況，很大的可能就是因為睡眠呼吸暫停引起低氧血症、交感神經興奮，從而導致體內的內分泌功能失調，激素分泌異常，從而才出現了性機能的障礙。

(四) 睡眠呼吸症候群與交通安全

陳先生，男性，42 歲，是一家公司的財務總監。最近一兩年時間，陳先生總是會感覺到到早晨起床的時候晨頭暈、頭痛，而且總是睡不夠。

白天開車上班沒多長時間，但是卻總是犯睏，疲乏，有的時候甚至需要把車停到路邊休息一會兒才能夠繼續開車。

甚至陳先生有一次因為犯困，自己的注意力不集中，結果不幸將路邊的一個小孩給撞倒了，好在孩子沒有什麼大問題。

為此陳先生感到非常的苦惱，最後在朋友的建議下去醫院進行了檢查，結果發現自己得了重度睡眠呼吸暫停症候群，呼吸紊亂、睡眠結構極差。

阻塞性睡眠呼吸暫停症候群的基本病因就是因為在睡眠的時候，上呼吸道周圍的肌肉過度鬆弛、解剖結構異常，所以吸氣的時候，氣流透過上呼吸道時就會導致管腔的塌陷、流速阻力增高或管腔完全閉塞。

由於我們在睡眠的時候，氣道出現了反覆的塌陷，從而就出現了夜間睡眠低氧和嚴重睡眠結構紊亂，睡眠品質很差，那麼白天自然就容易出現注意力不集中，過度嗜睡的情況。而且，最近一項研究調查顯示，凡是睡眠呼吸暫停症候群的汽車司機，平均的交通事故發生的概率是正常人的 2 ～ 7 倍。

每天科學飲水

我們每個人都離不開水，但是，飲水的方式一定要正確恰當，不然的話對於我們的健康是沒有幫助的。

(一) 適量喝水，不暴飲

我們每天的飲水量，要根據氣候、溫度、身體狀況等情況來決定。在一般情況下，一個人每天要從體內排出大約 2.5 公斤的水，而這些絕大部分都是需要透過喝水和食物來補充的，所以，我們每天要喝 2000 毫升以上的水才能夠保持身體水分的平衡。但是，如果暴飲則會加重心、肺、胃腸的負擔，導致消化不良、胃下垂，甚至還會出現心、肺的衰竭。

(二) 喝水要定時，不要口渴時才喝水

早晨我們應該少量、多次進行飲水，這樣不僅可以補充晚上身體所消耗水分，還能夠有效促進消化液的分泌，增加食慾，與此同時，還可以刺激胃腸的蠕動，有利於定時排便和降低血壓。

其實，口渴就是大腦中樞發出的需要補水的訊號。當我們覺得口渴的時候後，說明我們的體內的水分已經失去平衡，而這個時候才想起來補水，往往就會事倍功半。

(三) 要喝開水，不喝生水

研究發現，煮開並且沸騰 3 分鐘的開水，既無菌，又能夠有效保持水當中對人體必需的營養物質，而且，目前專家一致認為白開水是最好的飲用水。

喝生水的害處相信大家並不陌生，生水裡面會含有致病的細菌，除此之外，水當中的氯與沒有燒開的水中殘留的有機物能夠相互發生作用，會產生一種叫三羥基的致癌物質。而且，根據一項最新的調查發現經常飲用生水的人，很容易患膀胱癌、直腸癌 。

（四）喝新鮮的開水，不喝「陳水」

新鮮開水就是指現燒開的水，這種開水不僅無菌，而且還含有人體所需要的多種礦物質。我們不要喝放置時間太長的水，更不要喝自動熱水器當中隔夜重煮的開水，也不要喝經過多次反覆煮沸的殘留開水，更不要喝盛在保溫瓶當中，過夜的水和蒸過飯菜的蒸鍋水。這些「陳水」雖然也沒有什麼細菌，可是卻失去了人體所需要的礦物質，而且水內還含有某些有害物質，比如亞硝酸鹽等。

（五）喝加鹽的溫熱水，少喝冰水

每當到了炎熱的天，當我們在大量出汗之後，光喝不加鹽的淡開水，進入體內的水分不僅不能夠保留在組織細胞當中，反而更容易隨著汗液和尿液排出體外，結果就會出現越喝越渴的情況，甚至有的時候還會引起心慌、無力等低鈉血症。

而在這個時候，我們則應該多喝一些鹽水，從而來補充丟失的水和鹽。熱開水在進入體內之後，會迅速滲入細胞，能夠讓不斷出汗而缺水的機體及時得到水分的補充。冷飲雖然能夠給我們帶來暫時的舒適感，可是大量飲用冰鎮飲料，會導致汗毛孔宣洩不暢，機體散熱困難，餘熱蓄積，更容易誘發中暑。

其實，水的用途很多，不光是能夠給我們解渴，還能夠幫助我們治療一些身體方面的疾病。

(一) 色斑：清晨一杯涼開水

相信大家都聽說過早晨起床後喝一杯水的好處。有的人喜歡喝鹽水，有的人喜歡喝蜂蜜水，還有的人為了能夠美白選擇喝檸檬水，那麼我們到底喝什麼水最好呢？

當我們在經過了一夜的代謝，體內的垃圾也需要有一個強有力的外作用來幫助其排泄，所以，沒有任何糖分和營養物質的涼開水這是最好的，如果是糖水或者是放入營養物質的水，那麼這個時候就需要一定的時間在體內進行轉化，就不能夠起到迅速沖洗我們機體的作用。因此，清晨一杯清澈的白開水這才是排毒妙方。

(二) 感冒：更需要我們多喝水

一旦我們感冒了，醫生就會囑咐我們要「多喝水」，其實醫生的這句話就是對感冒病人最好的處方。

因為當一個人在感冒或者發燒的時候，人體的機能出於自我保護，會進行自身的降溫，那麼這個時候就會有出汗、呼吸急促、皮膚蒸發的水分增多等代謝加快的表現，此時則必須補充大量的水分，多喝水不僅可以加速出汗和排尿，而且還有利於體溫的調節，從而促進體內細菌病毒迅速排出體外。

(三) 便祕：要大口大口地喝水

其實便祕的成因並不複雜：一個是體內有宿便，缺乏水分；二是腸道等器官失去了部分排泄能力。前者要我們去查清病因，在平時多注意飲水。而後者就需要我們大口大口地喝水，而且吞咽的動作要快，這樣就能夠讓水盡快地到達結腸，從而刺激腸蠕動，促進排便。千萬要記住，不要小口小口地喝水，那樣水流的速度是很慢的，很容易就被胃吸收，產生小便。

(四) 噁心：用鹽水催吐

人體出現噁心的情況往往原因是多方面的。有的時候是對於吃了不良食物的一種反應，當遇到這樣的情況，我們要選擇嘔吐，因為吐出了髒東西，就能夠讓我們的身體舒服很多。

在有的時候，可能我們會感覺特別難以吐出，那麼則可以喝一些淡鹽水催吐：準備一杯淡鹽水，猛地喝上幾大口，促使汙物吐出。吐乾淨之後，還可以用鹽水漱口，起到一種簡單地消炎作用。不僅如此，治療嚴重嘔吐後的脫水，淡鹽水也是非常好的補充液，能夠有效緩解患者的虛弱狀態。

(五) 肥胖：餐後半小時多喝一些水

很多人都是這樣認為的，不喝水能夠減肥！而現代的醫學專家則明確告訴我們：這絕對是一個錯誤的做法。想要減輕體重，一定要多喝水，這樣身體的脂肪才能夠更好的代謝，體重才可以下降其實，我們人體的很多化學反應都是要以水為介質進行的。身體的消化功能、內分泌功能也都需要水，代謝產物當中的毒性物質更需要透過水來消除，而且，適當的飲水能夠有效避免腸胃功能的紊亂。其實，你可以在用餐之後半小時喝一些水，加強身體的消化功能，幫助你維持好的身材。

(六) 煩躁：多多喝水

一個人的精神狀態和生理機能是相互聯繫的，而二者的聯繫依靠的就是這樣一種物質：激素。簡單地講，激素一般分為兩種：一種是產生快感、一種產生痛苦。

我們人體大腦製造出來的內啡肽被稱為「快活荷爾蒙」，而腎上腺素通常被稱為是「痛苦荷爾蒙」。當一個人在痛苦煩躁的時候，腎上腺素就會飆升，而我們想要把它排出體外，一個好的方法就是多喝水，這個時候再進行輔助的體力勞動，腎上腺素也會和汗水一起排出，或者我們大哭一場，腎上腺素也能夠和淚水一起排出體外。

（七）心臟病：睡前一杯水

假如你的心臟不好，那麼就一定要養成睡前一杯水的習慣，這樣可以預防容易發生淩晨的疾病，比如心絞痛、心肌梗塞等。

其實，心肌梗塞等疾病是由於血液的黏稠度較高而引起的。特別是當人們在熟睡的時候，由於身體出汗，身體內的水分丟失，從而造成血液當中水分減少，血液的黏稠度也就會變得很高。但是，如果在睡前喝上一杯水，就可以減低血液的黏稠度，大大減少心臟病的突發危險。

中年人要適度午睡

午睡能夠讓你整個下午都精神煥發，可是有的人每天中午也會午睡，但是效果卻沒有這麼好，原因就是他們沒有掌握正確的午睡方法。

（一）每天午睡，有益心臟健康

哈佛公共健康學院針對 2.4 萬名成年人的研究發現，與不午睡的人相比，午睡的人死於心臟病的可能性要降低 40%。

而且美國阿勒格尼學院的一項研究發現表明：午睡 45 分鐘還可以有

效降低血壓。美國湯瑪斯傑弗遜大學睡眠障礙研究中心主任卡爾· 道格哈米基也認為，午睡其實並不需要太長的時間，只要當我們有睏意的時候，自己稍微低下頭，閉目養神片刻，也會收到很好的效果。

(二) 在 12 ～ 13 點間午睡，避免體重增加

哥倫比亞大學在很早就進行了一項比較了睡眠模式和肥胖症之間的關係的研究，透過研究發現，每天晚上睡眠 5 ～ 7 個小時的人，要比每天晚上睡眠 7 ～ 9 個小時的人肥胖可能性增加了 50%；而每天晚上只只睡覺 2 ～ 4 個小時的人，肥胖可能性又增加了 73%。

每天的 12 ～ 13 點，大部分人的體能這個時候都會衰退，是非常適合午睡的。當然，我們千萬不要要太晚午睡，如果是選擇在 15 點之後進行午睡，那麼很可能會影響到晚上的睡眠品質。

(三) 午睡打個盹，有利健康

美國國立睡眠基金會的一項調查發現：三分之一的中年男子都覺得自己一天都處於疲勞狀態，以至於下班之後什麼事情都不想做。

芝加哥大學的一項研究也發現，40 歲男性如果每天的睡眠時間不到 5 個小時，那麼身體狀態就會受到極大的影響。

其實睡眠和生活一樣，我們可以選擇很多種午睡的方式，不一定非要躺在床上。我們可以在任何地點午睡，坐在辦公桌前也能夠小睡片刻。假如條件還非常有限，我們甚至可以在地面上鋪些東西，照樣能夠解決問題。

(四) 午睡之前喝咖啡，提高警覺性

缺乏睡眠非常容易造成駕駛、晚班工人等發生安全事故。曾經發表在

《睡眠期刊》上的一項研究結果顯示，10 分鐘的有效午睡能夠大大增強人體的警覺性。

而且，透過一系列的研究發現，我們在午睡之前喝杯含有咖啡因的飲料，則會讓讓困倦的駕駛員提高警覺性，而這樣的效果遠遠要比單獨喝咖啡更明顯。這是因為咖啡因的有效成分通常需要 30 分鐘才能夠進入大腦，所以在午睡之後，我們就會因為咖啡因在體內的濃度升高而充分提高自身的警覺性。

(五) 午睡 10 分鐘，提高記憶力和創造性

睡覺可以把暫時性的記憶轉化成為永久性記憶。美國加州大學柏克萊分校研究發現，每個人每天都喪失部分吸收新知識的能力，特別是對於 40 歲的中年人而言，記憶力開始逐漸減退，但是，午睡能夠逆轉和延緩這樣的衰退。發表在《睡眠期刊》上的一項研究顯示，10 分鐘的午睡這是恢復認知功能最佳的時間。

勤梳頭抗衰老

勤梳頭這是 40 歲中男人養生的簡便易行的好方法。梳頭能夠達到疏通氣血、健腦聰耳、保健提神、祛風散濕、滋潤秀髮、清潔頭髮的作用。

梳頭不僅能夠有效消除頭皮屑和污垢，保持頭髮的清潔由於梳頭的時候，梳齒在頭皮上面來回輕輕地劃動，能夠刺激頭部的神經末梢，從而有效地調節和改善大腦皮層的興奮與抑制過程，也可以有效增加頭肌和毛囊的生物活性，修復受損的細胞，從而恢復毛根的功能，加速血液循環，讓乾囊、皮脂腺、汗腺等獲得充足的營養，有效促進新頭髮的生成和生長，減少頭皮屑，達到保養頭頭髮的作用。

與此同時，我們在梳理頭髮的時候，由於梳齒是從髮根向髮梢運動的。就能夠將皮脂分泌的油脂自髮根均勻地帶到髮梢，滋潤頭髮．從而讓頭髮自然光澤、不易乾燥。

而且，梳頭還可以梳通髮縷黏連，理順髮絲，增加頭髮的空氣流通，大大改善頭髮的生長環境。

中醫認為，人體內外上下，臟腑器官的互相聯繫，氣血調和輸養，都需要依靠人體當中的十二經脈、奇經八脈等經絡來起到一定的傳導作用。

經絡是遍佈全身的，氣血也就可以通達全身，發揮其生理效應，而且，營養組織器官，能夠起到抗禦外邪，保衛機體的。這些經絡有的是直接匯集頭部，有的則是間接作用於頭部，比如人頭頂的「百會穴」就是因此而得名。

我們經常梳頭，就能夠疏通氣血，起到滋養和堅固頭髮、健腦聰耳、散風明目、防治頭痛作用。

其實，早在隋朝，名醫巢元方就明確指出，梳頭具有通暢血脈，祛風散濕，讓頭髮光澤，不白的作用。北宋的大文學家蘇東坡也對梳頭促進睡眠有過深切的體會，他曾經說：「梳頭百餘下，散髮臥，熟寢至天明。」

《養生論》說：「春三月，每朝梳頭一二百下。」現如今，人們每天早晨起來，其實早就養成了洗漱梳理的習慣，但是為什麼我們要特別強調春天梳頭呢？這是因為春季是大自然陽氣萌生、升發的季節，那麼人體當中的陽氣也順應自然，會有向上向外升發的特點，主要表現為毛孔逐漸舒展，循環系統的功能加強，人體代謝旺盛，生長迅速。

所以，在春季，我們一定要舒展肢體，調和氣血。而且，春天梳頭也是非常符合春季養生強身的要求的，能夠通達陽氣，宣行鬱滯，疏利氣血，壯體強身。

總之，勤梳頭，對於 40 歲的男人來說健康的好處是很多的。它不僅能夠滋養頭髮、健腦提神、解除疲勞、延緩腦衰老，還能夠對頭痛、高血壓等疾病產生一定的輔助治療作用。

要想齒健康，就要常輕敲

口齒和健康有著密切的關係，從古至今，「明眸皓齒」就成為了一個人健美的特徵之一。

在我們的一生當中，大約要消耗 40 多噸的食物，而這項艱巨的工作就是由我們的口腔和牙齒來完成的。

如果一個人的牙齒過早的脫落，或者是患病，那麼肯定會影響到食物的攝入和營養的吸收。在古代的醫書《直接方》當中很早就有了「百物養生，莫先口齒」的記載。

而且，根據現代的調查研究發現，絕大多數的長壽老人口腔當中都會留有一定數量的自然牙齒，那些所謂鑲配的假牙是不可能完全代替自然牙齒的作用。

口腔可以稱為是人體的「開放門戶」之一，「病從口入」早就成為了盡人皆知的道理。如果不注意衛生，那麼口腔當中的大量微生物就會把牙縫裡面的殘留食物殘渣作為一種養料，發酵繁殖，從而產生乳酸，腐蝕牙齒，導致出現牙周病、牙髓炎、牙槽膿腫等疾病的發生。

我們就以齲齒為例，發病率就高達 50% 左右，而世界衛生組織也把齲齒列為了需要重點防治的三大慢性非傳染性疾病之一。

如果我們的口腔出現了病灶，不及時進行正確的治療，那麼就會影響到我們的機體免疫功能和健康狀況，會導致全身疾病，比如急性和亞急性細菌性心內膜炎、腎炎、風濕熱、關節炎等。因此，做好口腔的保健工作，這也是有效預防全身疾病的一項重要的措施。

要想擁有健康的牙齒，我們除了在日常生活中要選擇富含纖維的粗糙食物，提高牙齒表面的自潔作用之外，還需要注意補充鈣質，盡量不要吃甜食和零食。堅持每天早晚正確刷牙、飯後漱口，這些都已經成為了全世界公認的有效措施。在《禮記》當中明確記載：「雞初鳴，皆盥漱。」意思是說每天早晨起床之後，首先要洗面漱口。

到了後來，人們又把「口宜勤漱」作為清潔口齒的基本措施，並且還因人而異地總結出來了各種水漱、茶漱、鹽水漱、食醋漱及藥水漱等方法。

而在南宋《嚴氏濟生方》中，「牙刷」一詞才第一次出現。元代的《飲膳正要》進一步指出：「清旦刷牙不如夜刷牙，齒疾不生。」意思是說在睡覺前刷牙，更為重要。

祖先們還非常重視揩齒刷牙的輔助配方，例如元代宮廷方書《御藥院方》中的「陳希夷刷牙藥」的方詩，直到今天都還刻在華蓮花峰的碑記上。而對於叩齒術來說，這其實也是一種傳統的牙齒保健方法之一。自古以來，很多長壽者都非常重視叩齒保健，特別是清晨叩齒三百過者，永不動搖。

北齊著名學者顏之推在《顏氏家訓》中談到自己的體會時說：「吾嘗患齒，搖動欲落，飲食熱冷，皆苦疼痛。見《抱樸子》牢齒之法，早朝叩齒三百下為良；行之數日，即便平愈，今恒持之。」現代的醫學專家認為，當我們再經過了一夜的休息之後，清晨起床的時候牙周組依舊是處於一種鬆弛的狀態，牙齒自然也會有些鬆動。

如果這個時候能夠輕輕叩齒，不僅可以有效鞏固牙根和牙周組織，而且還能起到興奮神經、血管和牙髓細胞的作用，對於保護牙齒是具有很大好處的。

叩齒的具體方法是：首先讓自己排除雜念，放鬆思想，口唇輕閉，之後先叩臼齒 50 下，再叩門齒 50 下，之後再錯牙叩犬齒部位各 50 下。堅持每天早晚各做一次，如果時間充足的話，我們也可以增加叩齒的次數。

叩齒術簡便易行，根本不需要任何器具，只要我們能夠堅持下去，確實能夠給我們的牙齒健康帶來真正的效果。如果叩齒之後，再能夠配合吞咽唾液的方法，那麼就會讓我們的牙齒收到更佳的保健效果。

累了，就伸個懶腰吧

相信大家都有過這樣的感受，同一個姿勢坐的時間久了，那麼就會感覺非常累，其實在這個時候，我們不妨站起來伸個懶腰，或者是將頭朝後仰，完了深深地打個大哈欠，這樣做不僅能夠給促進血液的循環，有利於人體的新陳代謝，而且還能夠讓身體細胞獲得更多新鮮的氧氣，有利於精神的恢復。

在打哈欠的時候，我們會深深地吸入一口氣，之後再快而短的呼氣，雖然時間很短暫，但是卻能夠有效地將胸中的廢氣排出，從而提高血液當中氧氣的濃度，幫助緩解大腦內的樞神經的疲勞。

當然，伸懶腰、打哈欠也需要我們掌握正確的方法：最好的方式就是起身站立，將雙臂舒展開來，盡量向外擴展，之後再向後伸展。頭後仰，身體挺直，一定要讓上半身的肌肉綁緊，之後再張嘴深深打一個打哈欠。

之後再吸一口氣，閉一會兒其再慢慢地吐出。其實你這樣做等於是在進行深呼吸，可以讓更多的氧氣進入到身體的各個部位，自然也包括我們的大腦，新鮮空氣的進入非常有利於疲憊的大腦神經的恢復，還能夠提神醒腦，這種運動對於經常用腦或者是經常工作疲勞的人來說是一項非常不錯的抗衰老運動。

可能有的人會有疑問，為什麼這樣一個簡單的動作能夠帶給我們如此神奇的作用呢？

第一，伸懶腰的時候能夠讓人體的胸腔器官對心、肺擠壓，而這對於心臟的充分運動是非常有利的能夠讓更多的氧氣被輸送到身體的各個組織器官當中。與此同時，由於上肢、上體的活動，可以讓含有更多氧氣的新鮮空氣輸送到大腦當中，能夠讓人頓時有一種清醒舒適的感覺。

我們每個人的大腦重量雖然只有全身體重的 1/50，但是，大腦的耗氧量卻占據了全身耗氧量的 1/4。人類也正是因為直立行走等因素，身體上部和大腦才比較容易出現缺血、缺氧等情況。

如果我們經常久坐不動，再加上用腦過度，就很容易出現大腦缺血缺氧的症狀，例如頭昏眼花、腿腳麻木、腰痠背痛等。而我們經常伸一伸懶腰，多活動一下上肢，就能夠增加大腦的供血，對於恢復疲勞是非常有效果的。

伸一個懶腰，進行一次深呼吸，讓我們的頭盡量後仰，兩臂盡量向後伸，使得自己能夠完全舒展開來，就可以讓更多的血液流入頭部，從而讓供應大腦的營養物質增加；與此同時，我們還能夠順便活動腰部，讓腰肌更加有力；活動脊柱，也可以有效防止脊柱的彎曲、出現駝背，對於身材的健美也是非常有好處的。。

下面，針對 40 歲中年男性的生理特點，為大家介紹幾種方式：

(一) 螺旋扭轉：擺脫腰痠背痛

雙腿伸直，右腿跨過左腿，並且保持右腿伸直；上半身扭轉至右手撐地，左手肘部靠近右膝蓋，這個時候你就會感覺到腰背部的肌肉正在進行扭轉式的抻拉。

動作提示：經常做這個動作，會幫助你有效擺脫腰痠背痛的困擾。建議大家每側堅持 10 秒鐘，每組動作重複 3 次。

(二) 蝴蝶伸展：鍛鍊腿部肌肉

首先坐下，兩腳靠在一起，雙手握住腳趾，之後讓自己的上身慢慢往前靠，從臀部開始進行彎曲，之後再用肘部下壓雙腿，從而有效抻拉大腿內側的肌肉。

動作提示：這個動作能夠有效緩解腿部的痠痛，鍛鍊我們的肌肉。建議大家每天堅持 8 秒鐘，重複兩次。

(三) 平躺拉腿：活動腿部韌帶

讓自己平躺，抬起雙腿，雙手抱住膝蓋的反面；緊接著手臂發力，感覺全身向上提，直到自己的腿部韌帶充分抻拉至最大的位置為止。

動作提示：這一動作可以讓我們不經常參加運動的大腿韌帶得到很好地鍛鍊。建議大家每天堅持 10 秒鐘，重複 4 次。

(四) 肩部抻拉：緩解頸部緊張

首先身體應該立正站好，用一隻手從外、後側抓住對側的手臂肘部，之後拉向被抓手臂的對側。

動作提示：這樣的動作可以有效緩解三角肌和三頭肌的痠痛感，還可以有效改善頸部的肌肉緊張狀態。建議大家每天堅持 10 秒鐘，重複 3 次。

(五) 胸部拉伸：改善呼吸深度

首先將手和上臂與固定點，比如家裡的門框等進行充分的接觸，注意一定要保持肘與肩在同一水平面上，當然，我們向前牽引身體的幅度一定不要過大，胸部要保持充分的拉緊，要以肩部無異常拉力為宜。

動作提示：這個動作能夠讓我們的胸部肌肉抻開，可以迅速消除胸部肌肉的乳酸，與此同時，還能夠給有效加強呼吸的深度。建議大家每天堅持 12 秒鐘，重複 3 次。

揉腹百遍健內臟

揉腹，也就是用手來回搓擦「介於胸和骨盆之間，包括腹壁，腹腔及其內臟」的一種養生和保健的方法。中醫認為：腹為人體「五臟六腑之宮城，陰陽源」。

金代的李東垣著有《脾胃論》一書，書中說道：由於勞累過度，而導致脾胃失之健運，臟腑經絡，四肢百骸，短其滋養，形成內傷。

明朝的李中梓的《醫宗必讀》也說：「脾（胃）為後天之本。」認為脾胃居中，噴灌四方，為心、肺、肝、腎四髒的主要給養源，負責主運化水穀精微和統攝精血神液來充養敷布全身，令五臟六腑常壯無恙。

我們透過揉腹，就可以有效調理脾胃。通和氣血，培補神元，還能夠「通和上下，分理陰陽；去舊生新，清脾化痰；敷養腎精，充實五臟；驅外感之諸邪，清內傷之百症。」

而且，現代的醫學也已經證實，揉腹不僅能夠起到強健脾胃、胃腸和腹壁肌的作用，還能夠有效促進大小周天血液，包括淋巴液的循環，以及胃腸蠕動。

除此之外，揉腹還能夠治療中老年性便祕、胃腸潰瘍、週期性失眠、前列腺炎、腎炎、疝氣、遺精、高血壓、冠心病、糖尿病、肺心病等多種疾病。更加難得的是，揉腹還可以有效促進腹壁的脂肪自行收縮和消減，可以說更是中年人預防發福的有效「減肥法寶」。

揉腹的方法，我們以《延年九轉法》為首選：先用右手的大魚際在胃脘部按照順時針的方向揉摸 130 次，之後再下移到肚臍的周圍揉摸 120 次，之後再用左手全掌揉摸全腹 120 次，最後逆向重複一遍。

除此之也可以沿著腹部的四周，從右下開始向上，之後再向左，再從左上向下，順向揉摸。

揉摸的次數可以因人而異，沒有特別的嚴格要求。由於腹藏的五臟，經絡很多，因此不要在飽食或者是空腹的時候做此運動。另外，凡是患有腹部炎症，闌尾炎、腸阻塞、急性腹痛、內臟惡性腫瘤等最好也不要揉腹。

保持居家環境的清新

我們每個人都知道自己的身體需要排毒，如果人體內的毒素排不出來，長期積累在我們的體內，可能就會因此而引發眾多的疾病，嚴重的話可能還會危及到我們的生命。

可是，不知道你瞭解嗎？，你居住的房子可能也需要進行排毒。房子對於我們來說，是一個港灣，是一個供我們棲息的場所，不管是生理上的棲息還是心理上的棲息，房子就是我們身心放鬆的家。

不管怎麼說，房子給我們帶來了很多溫暖。既然我們知道房子是如此的重要，那麼不知道你有沒有關注過自己的住房毒素呢？

相信對於大部分 40 歲的男人來說，很少有人會關注這些問題，甚至很多男人認為自己的房子就是一棟建築，怎麼會有那麼多的病毒呢！

其實，這樣的想法是完全錯誤的，根據一項研究發現，我們居住的房子也是存在著毒素的。現如今，已經被確認的住房毒素，除了我們在日常生活中所遇到的一些化學物品，比如各類清潔劑、化工原料製品、衣物以及個人護膚品等之外，房屋的潮濕度也是一個極其重要因素。

所以，我們最好不要把自己的家裡到處都是塞得滿滿的，那些不需要的東西，或者是暫時用不到的東西可以先不買，這樣就能夠大大減少污染的機會。

除此之外，我們在這裡向 40 歲的中年男人們介紹一些住房排毒的小妙招

（一）定期開啟廚房和浴室的排氣扇。我們每天最好將家中的所有窗戶打開一次，盡量避免在家裡面使用各種殺蟲劑和化學合成物製成的清潔劑。

（二）經常測試一些家中的相對濕度。

（三）有條件的話，建議安裝自來水篩檢程式。

（四）可以用瓷磚、硬木地板，或者是無毒羊毛織成的地毯來代替家中

的傳統地毯。

（五） 用布製的窗簾來代替含有乙烯基化合物製成的窗簾。

（六） 盡量使用天然成分製成的香皂和洗髮精，以及用純香精油來代替香水。

（七） 使用陶瓷鍋、鑄鐵鍋來代替不沾鍋，或者是用玻璃容器來代替塑膠容器。

除了上述，我們還可以選擇高效空氣淨化器來淨化室內的空氣，或者是使用統一的排煙管道，千萬不要打孔排煙，這樣最容易造成相互污染。

現如今，大家總是會把目光聚焦在甲醛超標這一單一的問題上，可是事實上居室環境污染遠遠不止這些。

如果我們更深層次地講，還包括創造良好的外界生存環境，遠離各種各樣耳朵傳染病，減少日常用品中的化學污染。

所以，為了我們的身心健康，一定要為我們的港灣創造良好的環境。

40 歲男人減肥要慢慢來

步入 40 的男人一般都是家庭、事業小有成就，而此時的個人形象問題就很重要，男性一到中年就開始發胖，很多男性朋友開始為減肥發愁。

（一）「水桶男人」要有氧減腹

當男人在 40 歲的時候，身體就會出現不同程度的「發福」，而全身性肥胖，肚子大的人被我們俗稱為水桶型身材，這與激素水準的下降有關係。

當男人在 25 ～ 30 歲的時候，體內的激素分泌達到了人生的最高點，但是隨著年齡的不斷增加，激素的分泌就會逐漸減少、體內的肌肉也會丟失、基礎代謝率更是會下降，從而導致熱量的消耗速度變慢，如果再繼續攝取多餘的熱量就會變成脂肪儲存在人體的身體中。

水桶型身材的人，一般不光是有大肚子，全身也會被大量的脂肪所覆蓋。所以，只有透過大量的有氧運動，才能夠讓脂肪轉化成為能量被身體消耗，才能夠降低全身的脂肪含量，從而達到減脂的效果。

但是，對於那些體重較重的人而言，進行劇烈的有氧運動是非常容易損傷下肢關節的。為此，水桶型身材的人必須要根據自己的喜好挑選強度適中，而且能夠長期堅持的有氧運動。

例如可以在飯後與家人一起到外面進行快步走，平時上下班的時候，如果單位和家裡距離在 5 公里以內，可以選擇騎自行車上下班，減少開車的次數；在工作之餘選擇游泳活動等。

還可以制定一個有效的減腹計畫：一星期三次，每天訓練一次。在訓練之前先進行 15 分鐘熱身，比如慢跑、伸拉等。熱身之後，再進行 35 ～ 60 分鐘的有氧運動。

需要提醒大家的是，有氧運動進行的時間和強度要因人而異，循序漸進。對於體質虛弱的人，可以先從快走開始練起，速度保持在 5.5 ～ 6.5 公里 / 小時即可。等到強度逐漸適應之後，有氧運動的強度就可以保持運動過程中雖然感覺呼吸急促，但是卻可以說話這一程度，或者是把自己的心率控制在 220- 年齡 ×60% ～ 80% 之間。

在適應一個星期之後，還可以適當加大有氧運動的強度。比如進行一些慢跑、打乒乓球等，或者是到健身房跳有氧韻律操，以及在專業教練的指導下進行動感單車運動等。

減脂運動相對於力量訓練而言，我們更容易達到預定目標，只要能夠按照計畫進行，相信堅持一個月就能夠看到效果，體重和腰圍會減少很多。

(二)「蘋果男人」需力量塑腹

還有這樣一種 40 歲左右的男人，雖然從外表看並不算胖，四肢勻稱，但是卻腹部渾圓，呈現出了蘋果型身材。

對於體重正常的中年男人來說，假如腹部的體脂超過 25%，這也屬於肥胖。有的時候，我們透過目測是很難準確計算出腹部脂肪含量的，我們可以到健身俱樂部請健身教練使用脂肪分析儀或者是脂肪皮夾來幫助進行測量。

蘋果型身材的中年男人，往往是因為長時間坐在辦公室，不經常運動而導致的脂肪堆積在腹部。除此之外，頻繁的應酬導致的飲酒過量、吃飯不規律這也是原因之一。

蘋果型身材的中年男性，在進行少量有氧運動的基礎上，更應該側重於力量的訓練。這是因為，蘋果型身材的男性，僅僅只是腹部的脂肪過多，如果同水桶型的人一樣進行大量的有氧運動，在消耗了腹部脂肪的同時，四肢脂肪較少的地方就會開始消耗肌肉。因此，對於蘋果型身材的男性而言，還應該以腹部的力量訓練為主。

再加上肌肉比脂肪要消耗掉更多的熱量，也就是說，身體當中的肌肉越多，人就越不容易發胖。

當我們在進行了有氧運動之後，加入有針對性的腹部力量訓練，就能夠讓腹肌變得更加結實，並且不容易堆積脂肪。但是，對於肌肉力量訓練我們千萬不能夠急於求成，可能在短時間之內是看不出效果的，但是這絕對不意味著你的身體沒有改變。肌肉的鍛鍊可以有效促進新陳代謝，身體要比以前消耗掉更多的熱量，哪怕是當你在休息的時候也是如此。

我們也可以制定一個減腹計畫：對於腹部力量較弱的人，我們可以先從一天一個動作開始，而且只做一組，在適應三天之後，每個動作再增加一組，直到一個動作能夠保持規範完成 3 組為止。

等到訓練一個月以後，如果感覺到自己的腹部肌肉沒有痠痛感，那麼就可以在此基礎上再加一組。你只需要堅持鍛鍊三個月，那麼大肚一定會逐漸離你遠去的。

尤其是對於剛開始減腹的人而言，每週一般要先進行 3 ～ 5 次的 30 分鐘左右的有氧運動，當腰臀比例減小之後，則可以把次數減半。但是，對於腹部的力量訓練則要保持每天進行一次，每個動作做 15 次。

具體動作如下：

仰身觸足訓練上腹：平躺之後，舒展你的腿部並上抬至與地面幾乎垂直，手臂向頭部後伸。讓自己盡可能保持腿部的繃直，完全使用腹部的力量讓上身抬起，自己的手要盡量觸碰到足尖。

仰身側觸膝訓練側腹：平躺之後，手交叉於頭部下方，抬腿與地面垂直，彎膝。用下頜引領著你的身體上仰，以右肘觸右膝，之後再用左肘觸左膝，每側各做 15 次。

仰臥抬腿訓練下腹：平躺之後，手交叉於頭部下，抬起雙腿直至與地面垂直，之後放下，切忌腳不要觸到地面。

如果有條件的話，我們可以選擇在健身俱樂部進行訓練，這樣我們還可以使用健身球、啞鈴以及一些專業的健身器材，並且在教練的指導和保護下進行腹部力量訓練。

(三) 酒是男人減腹的絆腳石

不管你是「水桶男人」還是「蘋果男人」，除了運動之外，一定還要注意合理的飲食配合。盡量做到不要在喝啤酒的時候吃一些高脂肪的食物，啤酒和油脂混合在一起是很難消化的，時間一長，就容易形成內臟的肥胖。

而且酒也會阻止體內脂肪的消耗。所以，我們在飲酒的時候，應該多吃一些低鹽、低脂、高纖維的食物。

通常在進行完運動，最好能夠喝一杯牛奶或蛋白粉，吃兩三個雞蛋清等，這樣不僅身體不會發胖，還有助於肌肉的增長。

男人排尿也有講究

人體排尿這屬於正常的生理現象，對於一個身體健康的人而言，每天都會排尿。當然，可能對於我們大多數人而言，很少有人會注意排尿的方式和方法。

其實，如果從保健健身的角度來說，如果我們男性能夠掌握一些科學的排尿方法，那麼就可以有效減少患膀胱癌、前列腺癌、直腸癌、慢性前列腺炎等多種尿路系統疾病的發病概率，由此可見，男人排尿也是非常有講究的，特別是 40 歲左右的中年男人，更應該注意正確的排尿方式，那麼，我們到底應該掌握哪些正確的排尿方法呢？

(一) 採取蹲位排尿

根據臨床的研究發現，如果我們男性也能夠像女性那樣蹲下排尿，則可以有效減少患多種癌症的機率。這是因為蹲下排尿能夠讓我們的人體出現一系列的肌肉運動，並且產生相應的條件反射，從而有效起到了加速腸道廢物的排除、縮短糞便在腸道當中停留時間，有效減少腸道對於致癌物質吸收的作用。

根據相關資料顯示，經常採用蹲位排尿的男性患有直腸癌、膀胱癌和前列腺癌的機率和站立著排尿的男性相比，降低一半。除此之外，一些中年男性在晚上起夜小便的時候，為了避免出現排尿性暈厥，這種情況往往是因為體位突然改變而引起，也建議採用蹲位進行排尿。

（二）增加排尿次數

對於我們來說，到底應該多長時間排一次尿才算是正常的呢？大多數人的做法是感覺到了自己有尿意，就會去排尿。可是，專家告訴我們，膀胱癌的發病率與尿液在膀胱當中停留的時間呈現出一種正比例的關係。原因就是因為在尿液當中有一種可以致癌的化學物質，而且這種物質還會破壞膀胱的肌肉纖維，從而促使其發生癌變。所以，不管有沒有尿意，我們都應該增加排尿的次數，而最為科學的方式是每小時就排尿一次。

（三）將殘餘尿液排淨

由於男性的尿道比女性要長，而且還是彎曲的，所以，很容易出現排尿不乾淨的情況，這樣就很容易造成尿路方面的感染。

那麼，我們如何才能夠把殘餘的尿液排乾淨呢？專家給我們介紹了兩種方法：

1. 排尿之後，我們可以用手指在陰囊和肛門之間的會陰部位輕輕擠壓一下。因為這樣做不僅能夠讓膀胱當中的殘留尿液排出，而且對於治療慢性的前列腺炎還會有一定的幫助。

2. 我們在平時應該多做一些提肛運動，這樣就能夠有效增強會陰部的肌肉和尿道肌肉的收縮能力，從而盡可能地減少膀胱當中的尿液殘留。

（四）排尿之後不要立即坐下

根據男性生理結構的研究發現，男性在排尿之後，尿道的內外括約肌就會自動閉合，這個時候就會讓前列腺部的尿道形成一個閉合的腔。如果這個時候我們馬上坐下，那麼就會加大這個閉合腔內的壓力，會造成殘留尿液的反流，非常容易引發前列腺炎。所以，當我們在小便之後，應該站立 3 ～ 5 分鐘，之後再坐下。

（五）排尿之前也要洗手

可能我們大家都聽說過要便後洗手，其實，醫生介紹說，男性朋友在便前洗手要比便後洗手的意義更重大。因為這樣可以有效預防各種泌尿系統的疾病，尤其是有效預防尿道感染等疾病。

另外一方面，一些男性朋友，尤其是患有前列腺炎或者是中年男性朋友，會因為緊張或者是其他因素而出現排尿不暢的情況，這個時候，千萬不要著急用力，反而應該先放鬆心情，可以做一下深呼吸，等到全身放鬆之後再排尿，不然的話，盲目用力可能會增加腹腔當中的壓力，從而引發前列腺炎。

搓腰功的小方法，大功效

搓腰功這是一種非常好的腰部保健操，更是治療功能性腰痛的體療方法。

我們經常搓腰能夠促進腰部的氣血運行，除此之外，還具有激發陽氣，讓腰部得到充分的溫煦，有助於驅除導致腰痛的寒濕之邪的功效。

經常堅持練習搓腰功，不僅能夠溫暖腰和腎臟，還可以增強腎臟的功能，加固體內的元氣，以及疏通帶脈、強壯腰脊。另外，對於腰腿痛、尿頻、夜尿多、遺精、陽痿等腎虛問題也能夠起到一定的預防和改善作用。

搓腰功主要包括搓、捏、摩、扣、抓、旋 6 個動作，具體的做法如下：

(一) 搓腰

首先選擇一個舒適的姿勢坐好，坐好之後把兩腳分開，與肩同寬。在放鬆身體的同時，把兩手掌對搓生熱。

等到手掌熱了之後，將其放到腰眼穴處進行用力的揉搓。在這個過程中一定要注意調整好呼吸，盡可能呼吸得深一些，這樣更有利於增強腎的功能。而揉搓的範圍我們則可以盡可能地大一點，這不僅對腰有好處，對於我們的尾骨部位也可以起到很好的按摩功效。

(二) 捏腰

揉搓之後，腰以及周圍的經絡可以說得到了疏通，而這時候我們會感覺到有發熱的症狀。此時，我們一定要再接再厲，對命門穴至尾椎處的肌肉進行夾捏。在夾捏的過程中，必須集中精神，捏一下鬆一下，反覆夾捏 3 ～ 4 次就能夠收到良好的效果。

(三) 摩腰

夾捏之後，命門穴至尾椎處的肌肉就會處在一種比較緊張的狀態，那麼我們接下來的工作主要是進行放鬆，動作比較簡單，首先將兩手輕握拳，拳眼向上，之後以掌指關節突出的部分在兩側腰眼穴處做旋轉揉摩。第一次先以順時針方向旋摩 18 圈，之後再以逆時針方向旋摩 18 圈。既可以兩側同時進行，也可以先左後右進行。

(四) 叩腰

兩手輕輕握拳，拳眼向下，與此同時使用兩拳的掌面輕叩骶尾部，左右拳各叩 36 次。

(五) 抓腰

兩手反叉腰，拇指放在前方，其他的四個手指自然地落在腰上。用落在腰上的四指開始向外抓擦皮膚。一定要兩手同時進行，各抓擦 36 次即可。

(六) 旋腰

雙手叉腰，把兩手用力向前推，從而讓腹部凸出。身體要微微地朝後仰，緊接著，左手用力向右推，上體盡量向左彎，在這個時候，兩手再向後推，臀部竭力後坐，上體盡量向前傾；最後右手用力左推，而上體則盡量向右彎曲。把上述的動作連續起來為一圈。先以順時針方向旋腰 9 圈，之後再以逆時針方向旋腰 9 圈。

當然，在進行旋腰的時候，一定要動作緩慢，千萬不要動作太快，或者是太用力，以免扭傷腰部。搓腰功雖然能夠預防和治療腰痛等疾病，但是在這裡需要提醒廣大 40 歲中年男性朋友的是，由結核、腫瘤、骨折和細菌感染性炎症引起的器質性腰痛，千萬不要做搓腰功，一定要去醫院及時就醫。

40 歲男人要把握好保健的黃金時間

時間是非常有講究的，如果我們選擇最佳的時間去進行日常的生活，學習，那麼往往就可以收到最佳的養生保健的效果。

那麼，到底在什麼時間進行什麼內容最好呢？

(一) 洗澡的最佳時間

在晚上臨睡覺之前，洗上一個溫水澡，則能夠讓全身的肌肉和關節鬆弛，血液循環加快，有助於我們的安然入睡。

(二) 減肥的最佳時間

減肥的最佳時間應該是在飯後的 45 分鐘。在 20 分鐘內可以散步 1600 米，是最有利於減肥的。如果在運動 2 小時之後再散步 20 分鐘，那麼減肥的效果就會更好。

(三) 吃水果的最佳時間

我們在飯前 1 小時左右吃水果對於身體是最為有益的。這是因為水果屬於生食，吃生食之後再進行熟食，那麼體內當中就不會產生白血球增高等反應，非常有利於保護人體的免疫系統，有效增加防病抗癌的能力。

如果在飯後吃水果，那麼是沒有這樣一種保護作用的。除此之外，飽餐之後再吃水果，水果當中所含有的果糖因為不能夠及時進入到腸道當中，會在胃中進行發酵，很容易引起腹脹、腹瀉等不適感。所以，如果選擇餐後吃水果，那麼一定要等到 1 小時之後再吃。

(四) 飲水的最佳時間

飲水的最佳時間應該是在早晨起床之後。早晨起床之後，空腹的時候飲用一大杯水，那麼就能夠有效補充體內夜晚所消耗的水分，這對於預防高血壓、腦血栓等疾病是大有好處的。

（五）運動的最佳時間

運動的最佳時間應該選擇傍晚。這是因為，人體的各種活動都是要受到生理時鐘影響的，不管是我們身體的適應能力，還是身體體力的發揮，都是在下午，以及接近傍晚的時候達到一種最佳的狀態。在早晨則是恰恰相反，早晨運動，會讓我們的血壓與心率都要比傍晚的時候明顯升高，這對於人體的健康會構成一定的威脅。

（六）睡眠的最佳時間

午睡最好能夠在午餐之後的 1 小時進行，在這個時候，我們身體的感覺和反應會變得比較遲鈍，很容易入睡。

晚上的睡覺時間應該以 22 ～ 23 時為佳，因為人的深睡眠時間則是在夜裡 0 時至淩晨 3 時，而一般人體在睡後的一個半小時便能夠進入到深睡眠的狀態。

中年男人的保健方法

在通常情況下，男人最初的衰老是從 20 ～ 22 歲身體發育完全成熟的時候就開始了。但是我們也沒有必要為此而感到恐慌。

專家研究證實，人類的壽命完全是有可能達到 110 歲的，而想要延緩衰老，那麼男人就必須瞭解自己在中年階段需要注意和採取的一些保健方法。

(一) 30 ～ 40 歲：適時休養，防止噪音，護好皮膚

在進入而立之年，皮膚開始變得鬆弛，眼睛的周圍也開始出現皺紋。在這個時候，更應該少曬太陽，要經常塗抹一些潤膚霜，從而有效地防止皮膚的乾燥。

此外，在這一年齡的男性所面臨的另外一個問題就是聽覺的下降，而這是由於工作和生活環境當中的噪音造成的。如果你一直都非常喜歡音樂，那麼在這個時候請遠離一些如果你是音樂發燒友，就少聽一些重金屬音樂，如果是在在噪音比較大的職位上工作，那麼就必須要帶好耳塞上工作一定要戴上耳塞。

我們人體血液當中膽固醇的含量也會隨年齡而而不斷升高，堵塞血管的低密度脂類物質也會不斷地增加，而說明廢物排泄的高密度脂蛋白卻在不斷地減少。

所以，注意飲食也就顯得非常重要了，千萬不要暴飲暴食。為了能夠增加高密度脂蛋白的含量，我們應該選擇一些比較清淡的食物。除此之外，還要控制脂肪，構成每天能量的脂肪攝入量不要超過 30%，但是又不要低於 15%。

專家還建議，這一年齡段的男性也應該開始著手預防腎臟等疾病，每天建議喝 8 ～ 10 杯的清水。等到了 35 歲之後，男人的小腹是很容易凸起的，則要進行一些必要的體育活動，而且要堅持下來，千萬不能三天打魚，兩天曬網，這樣是沒有效果的。

這一年齡段的成年男子需要處理很多繁瑣的事情，而一些緊張的情緒就會對我們的進食量有所影響，如果不能夠按時定量進餐，或者是時常過飢過飽，則有可能造成腸胃的受損，從而影響到我們的情緒和睡眠，而情

緒和睡眠不好，又會影響到進食，結果造成了惡性循環。在這樣的一種狀態，男性通常會感到疲憊不堪，更不要說性生活方面的和諧了。

而且在過度勞累或者是緊張的時候，很有可能會出現頭暈氣短、精神渙散的情況，對於身體較弱的男性更是如此。

因此，在飲食過程中，我們應有意識地多吃一些富含有蛋白質的食物，比如牛奶、雞蛋等，而且還要注意均衡攝取的多種營養素，只有這樣才能夠讓體內的營養充足，並且保持精力的充沛。

（二）40 ～ 50 歲：**活動雙目，勤查身體，放鬆肌肉**

在這一年齡段，最讓男性朋友感到頭疼的問題就是視力開始下降。

糖尿病則是導致失明的最常見的病因，它會逐漸損傷人體的血管，甚至是眼部。所以，建議大家，應定期去醫院的眼科進行全方面的檢查。與此同時，有這種危險的還有各種心血管疾病患者。

在平時可以多做一些眼部的練習，比如可以上下左右慢慢轉動眼球，或者是伸出手臂，用大拇指在身體前面畫「8」字，並且目光要跟隨拇指移動。如果能夠堅持每天花上 15 分鐘去進行這些練習，那麼就能夠有效預防老花眼和白內障。

在這一階段，許多男性還會感覺到自己的性慾望減退，其實這是很正常的現象，我們應該把目光轉到提高性生活的品質上來。

比如我們可以進行一些簡單的運動，讓繁忙的工作壓力釋放出來，這對於提高性生活的品質是有幫助的。

具體的方法如下：

首先自己找一個地方坐下來，利用簡單的肌肉鬆弛法，以達到全身鬆弛狀態。快速地拉緊身體當中的某一塊肌肉持續 5 秒鐘，之後再慢慢放鬆。就這樣反覆進行肌肉收緊、放鬆的動作，從頭、眼睛到腳趾，甚至可以讓全身的肌肉這樣進行，那麼則可以讓我們的身體得到有效的放鬆。

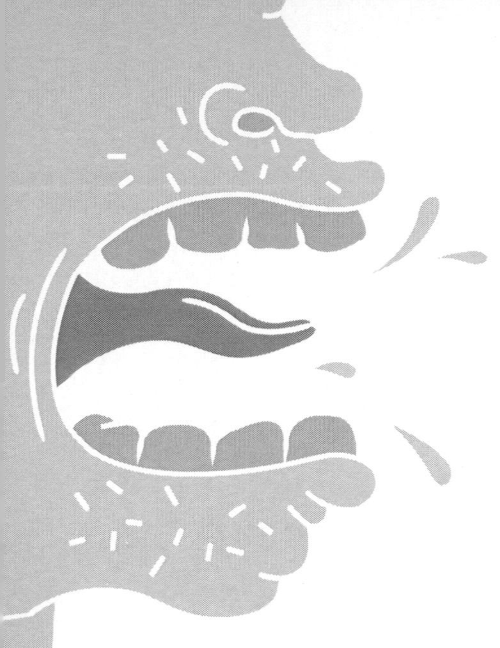

第 5 章
40 歲男人應該這樣飲食

很多人一生用於健康的花費，其 80% 都是用在了生命的最後兩年。如果有一種藥物吃了能活一百二十歲，相信大家一定會去買。這種藥物是有的，並且我們每個人都可以得到，它就是「少吃點」。另外，要知道的是，飲食多樣化、穀果肉菜合理搭配才能滿足人體的需要。加工越簡單的食物越好。生的蔬菜和水果最好。魚比家禽好，而家禽又比紅色肉類好。

飲食，科學搭配最重要

食物的合理搭配，能夠起到營養互補，相輔相成的作用，而這樣不僅有利於營養的全面吸收和均衡，更有利於增進我們的食慾。為此，我們在做菜的時候一定要進行科學、合理的搭配，科學搭配需要掌握好以下幾方面的要素：

(一) 質地搭配

為了能夠讓我們的營養成分全面，方便食用，一般我們採取軟配軟，比如魚燒豆腐；脆配脆，比如芥蘭炒蝦仁；韌配韌，比如蒜苔炒魷魚；嫩配嫩，比如菜心炒芙蓉雞片等。

而鮮肉類則配以鮮嫩的青菜為佳，這樣可以讓我們獲得豐富的蛋白質、脂肪與豐富的維生素、無機鹽之間進行相互補充。

(二) 味道搭配

味道搭配的前提是要保證主料的本味，比如雞、鴨、魚肉本身的味道是非常鮮美的，那我們就應該用一些新鮮清淡的配料。這樣更容易突出主料的味道特色。除此之外，主料與配料必須要對味，比如牛肉配馬鈴薯、番茄配雞蛋等。

(三) 色澤搭配

順色搭配一般我們多採用白色，這樣能夠給我們一種清新淡雅的感覺，而異色搭配則可以給我們帶來一種絢麗多彩的感覺，讓我們的食慾大增。

(四) 形狀搭配

形狀搭配可以分為同形搭配和異形搭配兩種。同形搭配主要是指主料與配料的形狀大小基本一致，例如條配條、絲配絲、丁配丁等，像馬鈴薯燒牛肉就屬於典型的塊配塊，而青椒炒肉絲則是典型的絲配絲。

異形搭配主要是指主料和配料形狀大小不同，比如宮爆腰花，腰子是菊花的形狀，而配料則是圓形的花生米或者是段形的乾辣椒。

通常來說，同形搭配的菜讓我們有一種文雅的感覺，而異形搭配的菜則讓我們看起來顯得更加粗獷。

以下這幾種食物的相互搭配可以說是最佳選擇：

(一) 羊肉配生薑

羊肉具有補氣血和溫腎陽的功效，而生薑則具有止痛祛風濕等作用，二者進行搭配，則可以治療腰背冷痛、四肢風濕疼痛等。

(二) 雞肉配栗子

雞肉能夠補脾造血，而栗子則可以健脾，一個人的脾胃好了，就更有利於營養的吸收，而人體的造血功能也會隨之增強。

(三) 鴨肉配山藥

鴨子滋陰，具有消熱止咳的功效。而且，山藥的補陰功效則更加強大，把山藥和鴨肉同食，不僅可以除油膩，還能夠起到補肺的良好效果。

(四) 魚肉配豆腐

魚和豆腐都屬於高蛋白食物，但是所含有的蛋白質和氨基酸組成並不合理，如果能夠將兩種食物一起食用，則可以互相補充，取長補短，讓蛋白質的組成更加合理。

晚餐要吃早、吃少

對於40歲的中年男人來說，晚餐到底應該怎麼吃才健康呢？其實，我們只需要掌握一條基本的原則：吃早吃少忌油膩，這樣的健康晚餐才能夠養出我們的健康身體來。

（一）晚餐不要吃太晚：晚餐早吃少患結石

晚餐早吃這是醫學專家向40歲的男人推薦的保健良策。根據有關研究發現，晚餐早吃能夠大大降低尿路的結石病發病率。

我們人體的排鈣高峰期通常會在進餐之後4～5小時，如果晚餐吃的過晚，那麼當排鈣高峰期到來的時候，這個時候人已經上床入睡，尿液便會滯留在輸尿管、膀胱、尿道等尿路中，如果不能夠及時排出體外的話，就會對導致尿中的鈣不斷增加，很容易沉積下來形成小晶體，那麼時間一長，就會逐漸擴大，形成結石。因此，傍晚6點左右這是晚餐比較合適的時間。

（二）晚餐不要吃太葷：晚餐吃素防癌症

晚餐我們一定要吃素一些，以富含碳水化合物的食物為主，而對於蛋白質、脂肪類的食物，我們吃得越少越好。如果脂肪吃得太多，那麼就會導致血脂升高。

根據研究資料發現，晚餐經常吃葷食的人要比吃素的人血脂高2～3倍。

而在現實生活中，由於大多數家庭晚餐的準備時間相對於比較充裕，吃的非常豐富，這其實是對健康不利的。根據科學的研究報告，晚餐的時候吃大量的肉、蛋、奶等高蛋白食品，就會讓尿中的鈣量增加，一方面會降低體內的鈣貯存，誘發兒童的佝僂病、青少年近視，以及中老年骨質疏鬆症等疾病，另外一方面還會導致尿中鈣濃度高，患有尿路結石病的可能性就會增大高。

此外，如果攝入的蛋白質過多，人體吸收不了就會滯留在腸道當中，從而發生變質，產生氨、硫化氫等毒質，刺激腸壁誘發癌症。

（三）晚餐不要吃太飽：晚餐吃少睡眠好

和早餐、中餐相比，晚餐應該少吃一些，由於晚間沒有其他活動，或者是進食時間較晚，假如晚餐吃得過多，可能就會導致膽固醇升高，從而刺激肝臟製造出更多的低密度與極低密度的脂蛋白，誘發動脈硬化。如果是長期晚餐吃的過飽，就會反覆刺激胰島素大量分泌，那麼可能會造成胰島素β細胞提前衰竭，從而為糖尿病埋下禍根。

除此之外，晚餐吃的過飽還會讓胃鼓脹，會對周圍的其他器官造成壓迫，而且，胃、腸、肝、膽、胰等器官在餐後都會進行緊張的工作，而且這樣的資訊會傳送給大腦，讓大腦變得活躍，還會擴散到大腦皮層等其他部位，很容易出現失眠的情況。

人到中年要「挑」著吃

一旦人到了中年，身體的生理機能就開始衰退，有的疾病也會慢慢顯現。科學研究發現，有很多食品都具有預防和治療疾病的特殊功效，我們完全可以根據自身的健康狀況，挑選上幾種食品經常食用。

(一) 柿子預防心臟病

根據測定，柿子裡面含有大量的纖維素、礦物質，以及石碳酸（一種抗氧化劑），而這些都是阻止動脈硬化的要素。

柿子的纖維含量要比蘋果多 1 倍；而石碳酸、和鉀、鎂、鈣、鐵、錳等微量元素的含量也要比蘋果高很多；僅僅只有銅、鋅的含量要稍微低於蘋果。所以，中年人非常適合多吃一些柿子，對心臟是大有裨益的。

(二) 生吃番茄抗血栓

番茄抗血栓的作用是顯著的，特別是對於預防腦梗死和心肌梗塞等疾病，具有很高的食療價值。而我們為了能夠最大限度地發揮番茄的這一作用，建議大家以生吃為主。每天早晨起來之後，由於體內的水分不足，血液比較容易凝結，而這個時候正是生吃番茄的最佳時機。

(三) 喝葡萄酒防治胃病

美國舊金山市的一家醫院曾經做過一項研究發現，葡萄酒的殺菌能力非常強，能夠殺死引起胃病的幽門螺旋桿菌。而專家對此進行的解釋是：葡萄酒在釀製過程當中產生了一種被稱為單寧酸的物質，也正是這種物質發揮了殺菌的作用。

(四) 黑木耳防治尿道結石

對於尿道結石症的患者，如果每天能夠堅持吃黑木耳，那麼疼痛感很快就會消失，10 ～ 14 天之後，結石就會變小，甚至是排出，而這其中的奧妙就在於黑木耳當中的發酵素與植物鹼能夠刺激腺體的分泌，濕潤管道，有助於結石的排出。

（五）草莓醫治失眠症

土耳其的醫學專家認為，如果一個人失眠，那麼我們最好使用大自然的東西來治療，最好不要依賴藥物。而草莓就是醫治失眠的神奇食物，它之所以神奇主要是益於草莓體內含有豐富的鉀、鎂兩種元素，鉀具有鎮靜的功能，鎂則能夠安撫機體，兩者相互結合就能夠達到安眠的功效。

（六）南瓜子防治前列腺病

前列腺肥大可以說是 40 歲以上男性的一大苦惱。而經常食用南瓜子則能夠讓前列腺肥大第二期症狀恢復到初期，而且還能夠有效改善第三期病情。南瓜子當中的活性成分可以消除前列腺初期的腫脹，與此同時還具有預防前列腺癌的作用。

（七）魚肉預防糖尿病

荷蘭公共衛生研究所的專家們發現，魚肉內含有非常多的 Ω-3 脂肪酸，而這一物質能夠增強人體對糖的分解、利用能力，有效維持糖代謝的正常狀態，因此可以說，鯡魚、鰻魚、墨魚、鮪魚等這些都是預防糖尿病的佳品。

中年男人，喝茶有講究

亞洲一直以來都是生產茶葉的區域，而且茶葉的品種也是異彩紛呈，主要有青茶、紅茶、白茶、黑茶、綠茶、花茶等。由於茶葉產地、加工方法的不同，口感、功效更是各具特色。

現如今，40 歲的中年人大多數都有喝茶的嗜好，但是你知道怎麼喝茶是最健康的嗎？

(一) 菊花茶 —— 挺身而出抗輻射

用白菊茶和上等烏龍茶製作而成的菊花茶，可以說是整天對著電腦辦公的 40 歲中年人的防污染辦公必備好茶。由於菊花茶具有去毒的作用，對於體內積存的有害的化學和放射性物質具有抵抗、排除的療效。

特別提示：每當到了重陽節，很多地方都講究喝菊花茶酒的傳統，其實就是為了達到清熱解毒的目的。

(二) 減壓茶 —— 輕輕鬆鬆降下來

減壓茶是由緩和不安、憤怒的草藥製成。工作和生活當中的各種壓力，特別是短期內的精神重壓，很容易引起血管的收縮、虛冷，那麼這樣脂肪就會積聚，長期惡性循環下去，就可能會導致發胖。

為此，當我們在有壓力感的時候，可以時不時地喝上一杯減壓茶，讓血管的負荷降下來，這樣能夠讓你保持住良好的身材，不至於過早發福。

特別提示：在睡覺之前飲用，還有利於幫助睡眠。

(三) 甜茶 —— 喝個水飽能解餓

我們在規定用餐以外的時間裡，即使是餓得心發慌，吃一點零食這可能在單位當中也是比較忌諱的事情。特別是對於 40 歲的中年男人來說，很少有人會像小姑娘一樣餓了就吃零食。但是，相信透過喝茶來解餓，這一定會受到中年男性朋友的喜歡。

從薔薇科植物葉子當中抽去的甜味製成的甜茶，由於能夠對腦部飽腹中樞產生刺激，能夠有效控制住食慾，達到解餓的效果。

特別提示：在吃飯之前喝上一杯，並且在吃飯的過程中增加咀嚼食物的次數，那麼就能夠有效減少你的飯量。

(四) 烏龍茶 —— 等量引進酒醒來

40 歲的男人在出席宴會的時候，往往一上來就是交杯換盞，氣氛炙熱，最後幾乎都會喝的酩酊大醉。其實，要想早些醒酒，喝一杯烏龍茶。它能夠有效防止身體虛冷，攝取酒精和積聚體內的膽固醇，從而帶來熱量。

特別提示：利尿解毒的烏龍茶一定要趁熱喝，這樣效果最好。

(五) 蘆薈茶 —— 以假亂真把菸戒

吞雲吐霧的感覺對於 40 歲的中年男人來說可能是一種享受，但是，一旦因抽菸引起病變之後，其中的苦澀可以說是無人訴說。為此，當我們再想抽菸的時候，不如趕緊泡一壺蘆薈茶，此茶葉具有和香菸類似的獨特苦味，可以說是抽菸患者嘴饞時候最好的替代品。

特別提示：蘆薈茶不僅有助於戒菸，還能夠促進排便及新陳代謝。

(六) 枸杞茶 —— 時不過三治便祕

枸杞茶其實也是一種道地的中藥。一般情況下，如果一個人連續三天沒有排便，那麼就可以買一些沒有特別苦味的枸杞茶喝。由於枸杞能夠帶出附著在腸壁上面的宿便，對於治療便祕具有一定的效果。

特別提示：枸杞茶在晚上可以喝一點，第二天一神清氣爽，不再有倦怠。

(七) 艾蒿茶 —— 清理積水消浮腫

40 歲的中年男人，此時身體很容易出現一些浮腫的現象，尤其是臉部乳腫，勢必會影響到你的工作狀態。

對於浮腫的治療主要是排除體內多餘的水分，從而達到消腫的效果。如果你出現了浮腫，那麼可以每天堅持喝艾蒿茶，此茶具有利尿解毒的功效，是消除水腫的好藥方。

特別提示：對於想長期減肥，但是體重卻一直沒有明顯下降的男人們，不妨嘗試著喝一喝。

(八) 普洱茶 —— 剷除脂肪平小腹

中國的茶大多數都具有促進脂肪代謝的效果，而普洱茶更是消除多餘脂肪的高手。茶葉當中含有多種元素，能夠有效增強分解腹部脂肪的功效。

特別提示：由於普洱茶具有一些特殊的味道，剛開始喝的時候可能會不太習慣。

總之，我們千萬不要因為周圍的人都喝一些價格不菲的茶，你也去跟風，我們應該多去嘗試，找到符合自己口味、有益健康的茶。

你知道的這些衛生習慣都是不好的

對於 40 歲的男性朋友來說，已經走完了人生的一半路程，但是，很多生活當中的不良習慣，自己卻一直沒有注意，直到現在可能還依舊存在這樣的不良習慣。

(一) 白紙包食品

有一些白紙在生產加工的過程中被添加了漂白劑，而漂白劑在和食品接觸之後會引起一系列的化學反應，產生有害物質，很容易對食品造成污染。

(二) 衛生紙擦拭餐具

根據抽查結果發現，很多種類的衛生紙都沒有經過消毒，或者是消毒不徹底，裡面含有大量的細菌，非常容易粘附在擦拭的物體之上。只有那些經過了嚴格消毒處理的高級餐巾紙才是真正符合衛生標準的。

(三) 餐桌上面鋪塑膠布

在餐桌上面鋪塑膠布雖然看起來很美觀，但是卻容易積累灰塵和細菌等。而且，有一些塑膠布是由有毒的氯乙烯樹脂製成的，餐具和食物如何長期與塑膠布接觸，也被沾染上有害物質，從而引發多種疾病。

(四) 用紗罩罩食物防蒼蠅

相信很多家庭都習慣把紗罩罩在食物上，這樣做雖然能夠防止蒼蠅直接落到食物上面，但是，蒼蠅停留在紗罩上依舊會留下帶有病菌的蟲卵，這些蟲卵是很容易從紗孔中落下，從而污染食物。

(五) 用毛巾擦拭餐具

現如今，自來水都是經過了嚴格消毒處理的，因此可以說用自來水沖洗之後的餐具和水果基本上是潔淨的，不需要二次再擦。而且，毛巾上面往往會存在許多的病菌，用毛巾再擦乾，反而還會造成二次污染。

(六) 爛水果剜掉了再吃

有很多人都喜歡把水果爛掉的地方剜掉之後再吃，其實，爛掉部分的細菌和微生物早就開始大量繁殖了，而且，其中的一些黴菌還能夠導致人體細胞的突變或者是致癌，所以發現腐爛的蘋果建議不要再吃了。

(七) 起床就疊被

由於我們人體每天都會排出大量的汗液。起床後馬上疊被子，汗液就會留在被子裡，時間一長，不僅被子會有汗臭味，而且還會嚴重影響睡眠的舒適度，從而給病原體創造一個良好的生存環境。其實，正確的方法應該是在起床之後先把被子翻過來，攤晾 10 分鐘之後再疊，而且最好每週晾曬一次。

(八) 長期使用同一種藥物牙膏

藥物牙膏雖然對某些細菌可以起到一定的抑制作用。可是如果長期使用同一種藥物牙膏，會讓口腔當中的細菌慢慢適應，從而產生耐藥性。

飲食安全的十條黃金定律

世界衛生組織曾經提出過 10 條確保飲食安全的黃金定律，分別是：

(一) 食品一旦煮好，就請立即吃掉，如果食用在常溫下已經存放了四五個小時的食品是非常危險的。

(二) 沒有經過燒煮的食品通常會帶有可誘發疾病的病原體，所以，食品必須徹底煮熟之後才能夠食用，尤其是家禽、肉類和牛奶。

(三) 食用的時候應該選擇已經加工處理好的食品。

(四) 食品煮好之後，經常會難以一次性吃完。

（五） 如果我們需要把食品存放四到五個小時，那麼應該在高溫，或者是低溫的條件下進行保存，而且，存放過的熟食必須重新進行加熱後才能夠食用。

（六） 不要讓沒有煮熟的食物相互接觸。

（七） 沒有煮熟的食物互相接觸，不管是直接的，還是間接的，都有可能會讓煮熟的食品上面重新出現細菌。

（八） 一定要保持廚房的清潔。

（九） 烹飪的用具、刀叉、餐具等除了洗乾淨之外，還需要用布擦乾淨。

（十） 用水和準備好的食品時，所需要的水必須要保證純潔乾淨。

健康早餐新觀念

一般是不太注重早餐的，長時間的一種飲食習慣也讓我們的消化系統有了一定的適應能力，如果我們盲目學習和照搬西方人的早餐飲食方式，在早餐猛吃，那麼肯定也是不利於健康的，為此，在這裡提出幾點健康的新概念：

(一) 麵包＋牛奶 —— 最健康

健康的新概念建議早餐來一個牛奶和麵包的組合。而且這也是絕大多數上班族的選擇。

麵包我們則建議選擇全麥麵包，以便讓我們攝入更多的纖維，這樣則可以有效降低血脂，而且還能夠通便。如果發現這樣的早餐無法讓自己堅持到中午就餓了，那麼則可以在麵包當中加入生菜葉、火腿、乳酪、奶油，也可以選擇在牛奶當中加入一點糖。

(二) 三明治 + 漢堡 —— 油脂最超標

這樣的兩種食品都是由肉、蔬菜和麵包構成的，營養上面自然是沒得說，但是最為嚴重的問題則是油脂較高。

肉類，特別是經過了油炸的肉，熱量相對更高，因此，健康的新概念建議這類早餐不要每天都吃，一星期偶爾吃一次即可。

(三) 蔬菜 + 水果 —— 能量最不足

這樣的早餐主要包括鮮果、鮮榨汁、保鮮果汁以及蔬菜沙拉等。這一類的食物既可以給我們提供維生素，又能夠給我們提供一定量的膳食纖維。

但是，不管是如何搭配，這樣的早餐都不是非常的合理，因為當中已經缺少了足夠的能量和蛋白質，無法滿足我們人體的有效運轉，那麼長時間下來，就有可能會損害我們的健康，因此不提倡大家食用。

(四) 燒餅油條 + 豆漿 —— 最飽

燒餅和油條這些都屬於主食類的食品，而且豆漿是植物蛋白，這樣一來，碳水化合物和蛋白質類的食物基本上都有了，也基本上能夠滿足我們人體一上午的能量消耗。而且燒餅和油條都屬於油炸類的食品，我們在食用之後雖然會覺得自己吃的很飽，但是其中的熱量也是很高的。

根據健康的新概念提醒：較胖的人是不建議選擇這樣的早餐搭配的。即使是對於體形標準的人來說，也應該盡量做到每週不超過 3 次。

與此同時，我們不要在豆漿當中放入太多的糖，豆漿當中的水分很多，蛋白質含量較低，我們可以多放入一個雞蛋，或者是將豆漿換成豆腐腦，這樣對於我們人體而言，蛋白質的含量基本就夠了。

（五）青粥＋小菜 —— 最缺乏蛋白質

粥屬於半流食，很容易被我們消化和吸收，因此是許多中老人喜歡的食物。在各類粥當中，臘八粥可以說是最好的，粥中的幾種糧食可以「取長補短」，有效提高了粥的營養價值。但是，健康新概念則建議大家：由於這份早餐當中缺少蛋白質類的食物，建議可以添加一杯牛奶。

五味不能過度

五味，指的就是鹹、苦、甘、辛、酸這五種類型的食物。我們在日常生活當中食用的五味，是人類長期以來與大自然和社會進行鬥爭實踐而總結出來的結果。

在遠古時候，洪水為害，人們只能夠吃到生的野果和鳥獸的肉，這些腥膻酸苦、生冷不調、毒雜並存的食物，不僅讓人們難以下嚥，還會經常讓人們的腸胃受到損害，引發各種各樣的疾病。

到了後來，神農氏嘗百草之味，種植五穀成功；之後再加上火的發明和廣泛應用，人們此時才知道了用火烤、煮、煎的肉類和脂香，更是品嘗到了米麵的香甜，這樣一種新的飲食方式也大大減少了疾病苦痛的發生。

除此之外，美味還刺激了人類的腸胃，吸引著人們開始不斷去嘗試吃一些新的食物。

在這個時候，釀造業也開始不斷發展壯大，還出現了醋、醬油、醬、飴、豆腐乳、豆豉等調味品，讓人類的食用品種空前地增加，也進一步加深了人們對於五味的認識。

在《黃帝內經》當中，更是把五味延展到了人體的機能當中，它認為，味道不同，在人體當中的作用也不相同。

(一) 酸味

例如：烏梅、山楂、山茱萸、石榴等，具有斂汗、止汗、止瀉、澀精、收縮小便等功能，但是如果吃多了，就會抑制血的生發，嘴唇也逐漸變厚，嘴上總是容易起皮。

(二) 苦味

例如橘皮、苦杏仁、苦瓜、百合等，具有清熱解毒、瀉火、燥濕、降氣、解毒等功效，由於肺主皮毛，如果苦的東西吃的太多，那麼肺氣就不容易宣發出來，會導致肺氣調不上來，皮膚也不能夠得到很好地滋潤，就有可能出現乾枯萎縮的現象。

(三) 甘味

例如紅糖、桂圓肉、蜂蜜、米麵食品等，都具有補益和緩解痙攣的功效，但是甘類的東西都是緩的、散的。腎是主收斂的，頭髮其實就和收斂的氣息有關。

看我們的頭髮是否滋潤，這是和血有關係的，而一個人的頭髮黑不黑，長得好不好，這是與骨頭有關係的。如果一個甜東西吃的太多了，那麼就會造成頭髮的脫落，這是因為收斂的氣息開始減弱了。

(四) 鹹味

例如鹽、海帶、紫菜、海蜇等，具有瀉下、軟堅、散結和補益陰血等作用。但是，鹹的食物吃多了，不僅會抑制血的生發，還會讓血脈慢慢地凝聚，面色變黑。

（五）辛味

例如薑、蔥、蒜、辣椒、胡椒等，具有發散、行氣、活血等作用。但是辛的東西吃多了，就會讓我們乾燥，血管和經脈的彈性下降，而肝在變動為握，如果經脈的彈性太差，那麼就會導致肝病的發生，所以，建議大家，特別是 40 歲左右的中年人一定要少吃辣椒。

我們在選擇食物的時候，必須要做到五味調和，只有這樣才更利於身體的健康。在《黃帝內經》當中就已經明確地指出：「謹和五味，骨正筋柔，氣血以流，腠理以密，如是則骨氣以精，謹道如法，長有天命。」

如果五味當中的某一味或幾味過偏，那麼就會引起疾病的發生，《黃帝內經》當中有這樣的記載：「多食鹹，則脈凝泣而變色；多食苦，則皮槁而毛拔；多食辛，則筋急而爪枯；多食酸，則肉胝皺而唇揭；多食甘，則骨痛而發落，此五味之所傷也。」由此可見，五味調和是一個人身體健康、延年益壽的重要條件。

那麼，我們到底如何做到五味調和呢？

（一）飲食一定要濃淡適宜。

（二）在日常生活中，要注意各種味道的合理搭配。酸、甜、苦、辛、鹹的輔佐一定要做到搭配得宜。

（三）在進食的時候，口味千萬不要單一，單一是非常容易傷及五臟的。

健康飲食的 19 個盲點

對於 40 歲的中年男人而言，在健康飲食方面存在很多的盲點，比如一提到糖、鹽和脂肪，可能大家就會認為要吃少為好，因為這些對人體的健康是有害的。但是實際情況真的是這樣的嗎？其實，任何事情只要我們掌握了一個度，那麼就能夠很好地控制這件事情。下面就向大家介紹 19 個常見的健康飲食盲點。

(一) 新鮮蔬菜比冷藏蔬菜更健康

如果是剛剛從菜園裡面採摘下來的新鮮蔬菜，這種說法是沒有任何問題的。但是事實上，我們所吃到的蔬菜的很多時候已經不再那麼新鮮了，而且通常都是儲存了好幾天，這樣一來，蔬菜當中的維生素也就會在儲存的過程中逐漸損失掉，但是相反地，超低溫快速冷凍的蔬菜則可以保持住更多的維生素，因此，蔬菜在採摘之後立即速凍，則能夠發揮很好預防維生素流失的作用。

(二) 喝礦泉水沒有任何問題

很多人都認為礦泉水當中含有豐富的礦物質，對我們的身體大有好處。但是，礦泉水同樣也會受到土壤當中的有害物質污染，比如汞和鎘的污染。

最近這段時間，荷蘭科學家對全世界 16 個國家所生產的 68 種不同品牌的瓶裝礦泉水進行了檢測和分析，結果發現，礦泉水要比普通水更容易受到危險微生物和一些細菌的污染，而且，在礦泉水當中，所蘊含著的致病微生物要比我們想像中多得多。

雖然這些細菌也許並不能夠對我們的身體造成多大的威脅，但是對於一些免疫力低下的人來說，礦泉水當中的一些細菌還是會對人的身體造成一定影響的。

(三) 喝咖啡有損人體健康

咖啡很容易導致我們體內的鈣質流失，但是，只要我們能夠在咖啡裡放入適量的牛奶，就可以有效避免這一不足。實際上，咖啡對於我們的人體是有一定好處的，它能夠有效促進腦細胞的興奮，具有提神的作用。

當我們在早上起床之後，如果覺得自己還沒有完全醒來，則可以選擇喝一杯咖啡，這個時候我們的頭腦就會立即清醒，只要做到喝咖啡不過量，不上癮，再配合牛奶一起喝，是不會對人體造成太大的影響的。

(四) 褐色麵包就是全麥麵包

一些關注自身健康的 40 歲左右的中年人，非常在意飲食上面的健康。但是，卻經常容易被食品的顏色迷惑。

褐色的麵包往往會被人們看成是健康和營養價值更高的一類食品。殊不知，這只是麵包師在烘制麵包的時候添加了一定的食用色素，從而讓麵包變成了褐色，更加具有了誘惑人購買的色調。所以，大家要明白，褐色麵包並不就是全麥麵包，購買全麥麵包之前最好能夠看清楚標識。

(五) 奶油麵包吐司比炸薯條更健康

最近幾年，人們知道了速食當中的炸薯條熱量很大，於是轉而選擇了看起來更加健康的麵包吐司。但是，為了能夠讓麵包吐司的味道更好，很多人在吃之前都會在上面抹上奶油。

其實，抹上奶油的麵包吐司和炸薯條相比，兩者的油脂含量是差不多的，它們都含有澱粉、蛋白質和礦物質，而且含量幾乎完全相同，並且相對而言，炸薯條所含的維生素 C 還要更加豐富一些，因此，奶油麵包吐司絕對不比炸薯條更加健康。

(六) 早餐吃什錦麥片要比麵包吐司更加耐餓

什錦麥片裡面含有水果丁、胡桃仁、葡萄乾等食物，並且還添加了牛奶，看起來好像營養更加豐富了，可是實際上它和塗果醬的麵包吐司進行相比，所含有的熱量是差不多的。

但是食用什錦麥片的人，血糖的含量通常較低，而且糖含量越高的麥片就越不容易讓人感到飢餓。因此，實際上，吃一些果醬麵包吐司可以讓我們更加耐餓。

(七) 葡萄糖可以讓人保持極佳的狀態

很多人都把葡萄糖稱為快速提供的「閃電能」，確實，葡萄糖能夠讓我們在短時間內頭腦清醒、精神飽滿，但是這種能量的消耗也是很快的，甚至還會讓我們感覺比以前更餓了。

(八) 沒有噴農藥的水果不用洗

即使是綠色水果，我們在吃之前也一定要用水進行仔細地清洗。因為在水果的果皮上，比如草莓、蘋果等，一些蟲卵我們是看不見的，如果水果不洗乾淨就吃，那麼就很容易受到細菌的感染。

(九) 甜味劑有助於減肥

很多人都知道，吃糖非常容易發胖，所以，就會選擇用甜味劑來代替糖分，認為這樣就可以幫助我們減肥了。但是研究表明，所有的甜味劑，特別是糖精之類的甜味劑，都有可能夠導致胰島素的加速分泌，那麼就會讓我們對糖更加依賴。

(十) 沙拉對人體健康非常有幫助

由於沙拉的熱量較低，所以，被很多 40 歲左右已經發福的中年男人所青睞。沙拉當中，所含有的水分多達 80%，但是實際上，我們能夠從沙拉當中攝取的養分是非常低的，不僅如此，沙拉當中的一些蔬菜的硝酸鹽含量都比較高，而這主要是來自種植蔬菜的肥料，所以，其中潛在的危險我們不能小視。

(十一) 晚上吃東西對身材不好

如果這樣的說法是正確的，那麼人類當中 99% 的人都會發胖。實際上，只有當你晚上吃得太多了，才有可能會發胖。如果晚上不攝入過多的熱量，那麼就沒有必要擔心這一問題。但是也需要指出的是，如果我們進食太晚，一直保持吃夜宵的習慣，那麼確實會加重胃的負擔，很容易導致我們失眠。

(十二) 鮮奶油比人造奶油熱量更高

鮮奶油和人造奶油的熱量其實是相同的。實際上，一些人造的奶油製品的熱量含量甚至還要比普通奶油高，並且，其中的非飽和脂肪酸含量也很高，非常容易導致體內膽固醇水準的升高！

(十三) 深色雞蛋比淺色淺色雞蛋營養價值高

深色一直以來都成為了高營養價值的代名詞，但是雞蛋殼的顏色其實只與母雞的品種有關。而雞蛋營養價值的高低則完全取決於母雞的健康狀況，以及每天所餵食飼料的品質。

(十四) 蜂蜜的熱量低，有助於減肥

如果你想透過蜂蜜來減肥，那麼你的希望也會落空的。實際上，100 克的蜂蜜當中含有 303 卡路里的熱量，100 克糖當中含有 399 卡路里的熱量，對比而言，蜂蜜的熱量也是很高的，只不過在鉀、鋅、銅的含量方面，蜂蜜的營養價值要高於糖。

(十五) 熱帶水果中的酶有助於減肥

實際上，熱帶水果當中所含有的酶，能夠發揮支持蛋白質消化的功能，從而讓食物更好地被人體吸收，但是身體的脂肪卻不能夠燃燒。所以，瘦身是不能夠靠酶來實現的。

(十六) 吃馬鈴薯容易發胖

很多中年人都認為吃馬鈴薯容易讓自己發胖，其實不然，馬鈴薯當中含有澱粉，而且馬鈴薯的含水量高達 70% 以上，其中真正的澱粉部分含量不會超過 20%，除此之外，其中還有能夠讓我們產生飽脹感的膳食纖維，因此，如果用馬鈴薯來替代主食，顯然是不容易發胖的。

馬鈴薯之所以被人們看成是容易發胖的食品，完全是因為傳統的烹飪方法不當導致的，比如我們經常會吃到的炸薯條、炸薯片等。

一顆中等大小，沒有放油的烤馬鈴薯僅僅只含有幾百卡的熱量，但是如果做成炸薯條之後，所含的熱量就會高達 200 千卡以上。

其實，真正令中年人發福的絕對不是馬鈴薯本身，而是它吸收的油脂。

(十七) 紅糖比白糖更有益

紅糖和白糖其實都是由甘蔗，或者是甜菜當中提取出來的，紅糖的製

作工藝要比白糖更加簡單一些，而且其中包含的葡萄糖和纖維素也比較多，並且釋放能量也較快，因此吸收利用率也更高。

但是，紅糖當中所含有的糖分、熱量幾乎和白糖是一樣的。而且，紅糖的味道還沒有白糖那麼甜，人們在喝茶和咖啡的時候，自然就會多放一些，因此，紅糖有時候比白糖更加危險。

（十八）蔬菜生吃更健康

很多蔬菜生吃確實有利於營養成分的吸收，但不是所有的蔬菜都是這樣，比如：馬鈴薯、豆角和茄子當中都含有有毒物質，一定要在烹飪煮熟之後才能夠食用；紅蘿蔔雖然含有豐富的維生素 A，但是我們的人體只有在吃紅蘿蔔的同時攝入脂肪，才能夠更好地獲得維生素 A。

（十九）喝酒可以暖身

我們在飲一杯酒之後雖然會感到身上暖和，但是這其實是一種錯覺，人體的體溫實際上反而下降了。這是因為皮膚下的毛細血管會因為飲酒而迅速擴張，血液表面會立即擴大而較快地降溫，體溫也就會下降了。

如此飲茶更健康

40 歲的中年人通常都會有喝茶的習慣，其實，喝茶也有著很多的講究。

茶葉的耐泡程度除了與茶葉本身的嫩度有關之外，主要還取決於茶葉加工的方法。在初制的過程中，一定要把茶葉切碎，這樣茶汁就很容易沖泡出來，而那些粗、老、完整的茶葉，茶汁沖泡出來的速度就會相對較慢。

不管是什麼茶，第一次沖泡浸出的量占可溶物總量的 50% ～ 55%；而第二次沖泡一般就只占 30%；第三次就減少到 10% 左右；到了第四次就只有 1% ～ 3% 了。

而從茶葉的營養成分來看，第一次沖泡會有 80% 的量被浸出，而第二次沖泡則只有 15%，第三次沖泡之後，可以說茶葉基本全部浸出。

從茶香氣和滋味來看，一泡茶香氣濃郁，滋味鮮爽；二泡茶雖然濃郁，但是味鮮爽不如一泡；三泡茶香氣和滋味都已經淡乏；如果再一次沖泡那麼則沒有滋味。

對於一般的紅茶、綠茶、花茶，沖泡都是以 3 次為宜。烏龍茶在沖泡的時候投葉量大，茶葉粗老，因此可以多分幾次沖泡。以紅碎茶為原料加工成的袋泡茶，一般只適宜一次性沖泡。

需要特別提醒大家的是，一杯茶從早泡到晚的做法是非常不可取的。茶葉經過多次沖泡，會讓一些難溶的有害物質，比如某些極微量的殘留農藥逐漸浸出，這對於人體是有所傷害的。而最為理想的泡飲方法是：每天上午一杯茶，下午一杯茶，這樣既有新鮮感，還有茶香味。

(一) 四季飲茶有區別

飲茶要講究四季有別，即：春飲花茶，夏飲綠茶，秋飲青茶，冬飲紅茶。之所以這麼說是因為：春季，人飲花茶，能夠散發一冬積存在人體當中的寒邪，濃郁的香苛，更能夠促進人體陽氣的生發；夏季，以飲綠茶為佳。綠茶性味苦寒，具有清熱、消暑、解毒、止渴、強心的作用；秋季，喝青茶為好。青茶不寒不熱，可以有效消除體內的餘熱，恢復津液；冬季，喝紅茶最為理想，紅茶味甘性溫，當中含有豐富的蛋白質，可以幫助消化，補身體，讓人體變得更加強壯。

（二）每日飲茶 2 ～ 6 克

雖然在茶葉當中含有多種維生素和氨基酸，飲茶對於清油解膩，增強神經興奮以及消食利尿都能夠起到一定的作用，但是，這絕對不是喝得越多越好，更不是所有的人都適合喝茶。

一般來說，每天 1 ～ 2 次，每次 2 ～ 3 克的飲量是比較合適的，對於患有神經衰弱、失眠、甲狀腺機能亢進、結核病、心臟病、胃病、腸潰瘍的病人來說，都是不適合飲茶的，哺乳期和懷孕的婦女，以及嬰幼兒也不宜飲茶。

（三）不飲過濃的茶

濃茶會讓人體的「興奮性」過度增高，這對於心血管系統、神經系統等都將造成不良影響。尤其是患有心血管疾的人，在飲用濃茶之後就可能會出現心跳過速，心律不齊，造成病情的反覆。

（四）臨睡之前不飲茶

這一點對於剛剛開始喝茶的人來說更加重要。很多人在睡前喜歡喝茶，但是卻讓自己的入睡變得非常困難，這也會嚴重影響到第二天的精神狀態。特別是患有神經衰弱、失眠症的人，尤其需要注意。

（五）進餐時不大量飲茶

在進餐前，或者是進餐的時候喝少量的茶並無大礙，但是如果大量飲茶或者是喝過濃的茶，那麼就會影響到多種常量元素，比如鐵、鋅等的吸收。

而且，需要特別注意的是，在喝牛奶或者是其他奶類製品的時候不要同時飲茶。因為茶葉當中的茶鹼和丹寧酸會與奶類製品當中的鈣元素結合形成不溶解於水的鈣鹽，並且排出體外，從而讓奶類製品的營養價值大為降低。

（六）飲茶過多不利消化

由於茶葉當中含有大量的單寧酸，一旦與肉、蛋、海味當中的食物蛋白質合成，就會形成有收斂性的單寧酸蛋白質，從而導致腸蠕動減慢，不僅很容易造成便祕，還會增加有毒或者是致癌物質被人體吸收的可能性。

（七）綠茶和枸杞不可同飲

綠茶和枸杞我們一定要分別用開水沖泡飲用，這樣才對人體有益。有很多中年朋友喜歡把它們放在一起沖泡。可是，綠茶當中所含的大量單寧酸具有收斂吸附的作用，會吸附掉枸杞當中的微量元素，生成人體難以吸收的物質。所以，專家建議：上午喝綠茶，能夠開胃、醒神；下午泡飲枸杞，改善體質、利於睡眠。

（八）酒後飲茶傷身

在喝完酒之後，酒精當中的乙醇透過胃腸道進入血液，在肝臟中轉化成為乙醛，乙醛繼續轉化成為乙酸，乙酸再進行分解成為二氧化碳和水。

酒後飲茶，茶中的茶鹼可以迅速對腎起到利尿的作用，從而促進還沒有分解的乙醛過早地進入腎臟。而乙醛對於腎臟有較大的刺激作用，這樣就會影響到腎功能，因此，經常酒後喝濃茶的人很容易發生腎病。

除此之外，酒當中的乙醇對心血管的刺激性也是很大的，而茶同樣具有興奮心臟的作用，兩者進行疊加，就更增大了對心臟的刺激，所以心臟病患者酒後喝茶的危害是非常大的。

(九)品茶不是越新鮮越好

我們從營養學角度來講，最新鮮茶葉的營養成分其實不是最好的，因為所謂的新茶就是指採摘下來不足一個月的茶葉，而這些茶葉因為沒有經過一段時間的放置，會有一些對身體產生不良影響的物質，比如多酚類物質、醇類物質、醛類物質，它們都還沒有被完全氧化，如果一個人長時間喝新茶，那麼很有可能會出現腹瀉、腹脹等不舒服的反應。而太新鮮的茶葉對患有疾病的人來說更是不好，特別是像一些患有胃酸缺乏的人，或者是慢性胃潰瘍的老年患者，這些人更不適合喝新茶。因為新茶會刺激他們的胃黏膜，產生腸胃的不適，加重病情。

防治富貴病的飢餓療法

我們使用飢餓的方法來進行檢查和治療疾病，稱之為「飢餓療法」，這在醫療實踐當中已經不是什麼新鮮事了。

現如今，醫療的目的已經不再是單純的治病，而是針對於「健康」這樣的大概念，因此，「飢餓療法」也肩負了一定的保健的重任。

當今，一些致病的飲食方式實在是讓我們感到憂患，在解決了溫飽問題之後，人們的飲食結構可以說是大為改觀，珍饈佳餚吃過了頭的現象更是普遍存在，以至於讓我們出現了一系列的頭昏腦脹、心慌氣短等情況。

另外，現在的孩子一個個都是 「小皇帝」、「小公主」，飲食營養更是明顯的過剩，而且孩子往往偏食，營養不均衡，身肥壅滯，很容易導致心臟病、胃病、積滯、腸炎、脂肪肝等疾病，結果小小的年紀，就開始百病纏身，免疫功能很差。

臨床常見的頭痛、失眠、禿頭，以及高血壓、糖尿病都可以歸入到「富貴病」之列。現在社會處處都在為我們人類創造文明，但是卻又不知不覺地讓人們患上了因為一些不良的生活方式帶來的疾病，讓人感到憂慮。

但是，飢餓療法卻能夠讓我們更好地防病健身：

（一）激發免疫功能

人體對於一切致病因素的入侵，是否患病，患病的輕重，很多時候都是取決於我們人體的免疫功能的強弱。

日本大阪醫科大學的大橋兵治郎教授曾經在 1930 年帶領了四名助手做過一次飢餓試驗，結果發現：「前 6 天白血球並沒有增加，但是第 7 天至第 10 天，白血球的數量開始激增，第 10 天之後更是急速地增多，有的人甚至是超過了平時的兩倍。正是因為白血球的增加吞噬了病原菌，形成了抗體，人體的免疫力才得以增強。」

（二）產生內源性治療因數

人體罹患疾病，使用生物或者是化學合成的藥物可以得到治療，但是有很多藥物雖然具有治病的功能，但是也是具有一定毒副作用的，那麼長期使用就會給我們帶來藥源性的疫病。

人體在飢餓之後，體內就會激發出很多相應的內源性藥物因數，而這樣一種積極的自然療法，對於人體是有著巨大的祛病逐邪的功效，並且還沒有任何的毒副作用。

(三) 清除體內自由基

自由基，這是導致人體日益衰敗老化的一個重要的因素，更是我們人體當中營養過剩的衍生物，當我們人體當中自由基的含量超過了人體自我調節清理的負荷的時候，就有可能會發生各種疾病，甚至是一些惡性疾病。因為，飢餓會強制性地切斷營養的來源，所以，可以為我們有效清除人體當中的自由基，而這也是一種最簡捷而有效的方法。

(四) 促進細胞更新

人體的組織和器官都是由細胞構成的，細胞的新陳代謝功能受到阻礙，那麼各種器官和組織就會出現老化。在飢餓的時候，我們人體的新陳代謝能力會成倍地增加，而細胞吸收營養的功能就會變得非常旺盛，那麼人體自然會恢復年輕和活力。

(五) 能夠讓人長壽

根據有關研究報告指出，在保證蛋白質、維生素、礦物質等必需的營養前提之下，採用低熱量的飲食，可以有效預防多種疾病，保證我們的健康，促使我們更加長壽。而這樣一種低熱量的飲食，尤其是低脂肪食物，能夠降低血壓，預防動脈的粥樣硬化。這樣一來，就達到了有效預防多種疾病發生的作用，比如高血壓、心絞痛、心肌梗塞、腦血栓、腦溢血等，還能夠有效預防肥胖病、糖尿病、脂肪肝、肝硬化、膽囊炎、膽石症等疾病，並且還會減少一些癌症的發病率，比如大腸癌、膽囊癌、胰腺癌、卵巢癌之類的。

美國免疫學家奧福爾也指出，我們限制食物，能夠讓我們的機體免疫力在老齡的時候依舊保持旺盛的精力，讓我們的免疫中樞器官 —— 胸腺的定時紊亂往後推遲。

曾經有一些專家在對限食小鼠的器官檢測中發現，它們在年老的時候，心腦等主要臟器當中的脂褐素堆積，比同齡正常飲食的小鼠低很多。

而加州大學的醫學博士羅爾· 伍爾福也曾經做過限食的動物實驗，發現限食能夠讓動物的體溫下降 2 ～ 3℃。老年醫學研究也指出，降低體溫能夠長壽，而限制飲食則是讓體溫自然下降的一個有效的辦法。

膳食纖維這個清潔工不可少

膳食纖維是指能夠被人體的小腸消化吸收，並且能夠在人體大腸當中部分，或者全部發酵的可食用性的植物性成分、碳水化合物及其相類似物質的總和，主要包括多糖、寡糖、木質素，以及其他一些相關的植物物質。

在平時的日常生活中，我們很容易就把膳食纖維、粗纖維和纖維素混為一談。

其實，粗纖維僅僅只是膳食纖維的一部分，主要指的是植物組織用具有一定濃度的酸、鹼、醇和醚等試劑處理後，在一定的溫度條件下，經過一定時間的處理之後所剩下的殘留物質，而且其中的主要成分是纖維素和木質素。

纖維素也僅僅只是粗纖維的一部分，可以說是一種單一化合物，是以 β-1，4 糖苷鍵連接的葡萄糖線性化合物。

因此我們可以得知，膳食纖維的量要比粗纖維，以及纖維素的含量多得多，而粗纖維也是膳食纖維當中最為常見的組成部分，纖維素則是膳食纖維的重要主要組成部分。

雖然，膳食纖維不能夠被我們的人體消化吸收，但是膳食纖維在我們的人體當中還是具有很重要的生理作用的，可以說是維持人體健康所必不可少的一類營養素。

由於膳食纖維在預防人體胃腸道疾病和維護胃腸道健康方面具有突出的功效，因此，它具有「腸道清潔夫」的美譽。

（一）膳食纖維的吸水溶脹性能有利於增加食糜的體積，從而刺激胃腸道的蠕動，可以起到軟化糞便，防止便祕，促進排便和增加排便次數的作用，可以說是一種導泄的作用，能夠減少糞便在我們人體腸道當中的停滯時間，以及糞便當中有害物質與腸道的接觸，有效保持腸道的清潔，從而減少和預防胃腸道的疾病。

（二）膳食纖維還能夠延緩和減少重金屬等有害物質的吸收，從而減少和預防有害化學物質對我們身體的毒害作用。

（三）膳食纖維還能夠改善腸道的菌群，有效維持體內的微生態平衡，有利於某些營養素的合成。

那麼，我們如何才能夠攝取適量的膳食纖維呢？

根據一項調查顯示，對於 40 歲中年男性而言，攝取的膳食纖維份量大部分是不足的。

其實，40 歲的中年男性多吃一些蔬菜、瓜果，這是增加膳食纖維攝取量的一個極其有效的方法。

除了日常的食品之外，我們還可以服用一些含有膳食纖維的營養保健品，這也是現代補充膳食纖維的一個有效的方法。

人到中年，別忘了補鈣

當今社會的競爭壓力是巨大的，人們整天都在為了自己的生計奔波著，不管是上班族還是生意人，可以說都在與時間進行賽跑。尤其是對於中年人而言，更是承受著巨大的壓力。所以，對於中年人來說，擁有一個健康的體魄，才能夠承受得住如此巨大的壓力。而擁有健康體魄的前提就是要注意補鈣的問題。一個成年人體內總共含有鈣 700 ～ 1400 克，而且大部分是存儲在人體的骨骼和牙齒當中，我們每天要從骨骼裡面放出 5000 毫克的鈣到血漿當中，排出體外的鈣大約有 30 ～ 50 毫克。當年齡到了 50 歲左右，骨頭的總量就會減輕 0.7 千克左右。所以，很多人到了中年都會出現個頭變矮的情況，這其實就與脊柱脫鈣變短有關係。

中年人如果感到自己的身體容易疲勞、周身不適、乏力或者是腰痠背痛等，那麼就需要警惕自己的身體是不是缺鈣了。中年人缺鈣，能夠產生很多疾病，最明顯的就是骨質生成不足，逐步出現骨骼密度下降的情況，形成具有潛伏性的骨質疏鬆。

人一旦到了中老年，就容易出現一些骨質增生病、骨質疏鬆症，甚至是牙齒脫落、手足搐搦症等疾病。所以，對於中年人而言，我們更應該注意補鈣，每天至少要保證攝入 800 毫克的鈣，這樣才能維持我們人體的正常消耗。

關於中年人補鈣的最佳途徑，專家還是建議從日常的飲食當中攝取。比如我們可以選擇一些含鈣比較多，而且更容易被人體吸收的食物，例如牛奶、乳酪、蟹、蛤蜊、小蝦米、魚、肉鬆、海帶、紫菜、黑木耳、香菇、紅棗、芝麻醬、豆製品等，這些食物當中都含有豐富的鈣，我們可以經常食用。

除此之外，我們在吃含鈣食物的同時，還需要注意攝入適量的維生素 D 和蛋白質，從而有效促進鈣質的吸收。

蝦皮的含鈣量很豐富，而且物美價廉，可以說是很好的補鈣食品，但是需要注意的是，由於蝦皮當中的含鈉量很多，對於患有高血壓、腎臟疾病的人，是不適合採用蝦皮補鈣的。

補鈣是保護我們身體健康的重要方面，我們想讓自己有一個健康的身體，那麼就需要對自己好一些，我們也只有先愛護好自己，才能夠去愛別人，尤其是當我們工作壓力太大的時候，千萬不要忘記讓自己先休息一下，喝口水，這樣就能夠放鬆我們的神經。

其實，之所以讓 40 歲的中年男人重視補鈣，是因為鈣質對於人體的作用是極大的，一般當我們到了 40 歲之後，鈣的吸收率開始逐年下降，極其容易出現骨質疏鬆、心血管疾病、高血壓等多種疾病。那麼，對於我們應該如何補鈣呢？

(一) 食補

在日常生活中，含鈣比較多的食物有牛奶、乳酪、雞蛋、豆製品、海帶、紫菜、蝦皮、芝麻、山楂、海魚等，我們完全可以從這些食品當中攝取足夠的鈣，但是，一些不良的生活習慣卻很容易造成鈣質的流失，而且根據一項研究表明，目前人體對補鈣產品當中鈣的吸收率僅有 30% 左右。

(二) 藥補

在很多醫藥市場上，我們可以注意到一些補鈣的藥物分為藥品和保健品。現如今，保健品的市場是比較混亂的，很多商家都在極力吹噓產品的保健功效，甚至有的還聲稱保健品的鈣吸收率達到 95%。

在這裡提醒廣大的中年朋友，千萬不要上當，而相比較而言，藥品市場的安全性則相對較高一些，也更加安全，建議可以選擇一些正規的補鈣藥品。

中年人如何補充維生素

當我們在進入中年之後，也就意味著人體的機能開始步入衰退老化，而這一階段的養生保健對於延緩衰老，保持一個較高的生命品質具有非常重要的意義。

我們除了要堅持運動鍛鍊，糾正生活當中的不良習慣，保證平衡的膳食之外，還需要適當補充三大維生素，這對於我們的身體是非常有必要的。

(一) 補充維生素 C 預防白內障

白內障可以說是現階段中老人較為常見的一種眼部疾病，如果病情嚴重，甚至還會出現失明的情況，嚴重影響我們的日常生活。

現如今，由於臭氧層的破壞越來越嚴重，所以患白內障的人數還會大大增加。而且專家們認為，白內障的形成是由於晶體的氧化所致，但是維生素 C 卻能夠很好地抑制這一氧化作用，如果我們堅持每天服用維生素 C 三片（每片 100 毫克)，那麼就能夠起到很好地保護效果。除此之外，服用維生素 C 對於保護肝臟，預防胃癌、食道癌也具有非常明顯的作用。

(二) 補充維生素 D 預防骨質疏鬆

骨質疏鬆症也是中年人常見的疾病之一，尤其是以那些缺乏運動鍛鍊，整天都坐在辦公室當中的人為主。

在之前，很多人只是知道透過補鈣的方式來預防骨質疏鬆，但是卻忽略了補充維生素 D 的作用，結果導致了鈣的吸收不盡如人意。

現如今，市場上面已經有了一種更新型的補鈣製劑，而這種製劑當中含有鈣 600 毫克，維生素 D 則是 125 國際單位，這種比例非常適合中年人和老年人服用，效果很不錯。

(三) 補充維生素 E 抗衰老、防癌症

維生素 E 又被稱為生育酚，可以說是一種優良的抗氧化劑。它有助於延緩衰老，增強機體免疫水準，幫助我們人體有效清除體內積累的氧自由基，讓我們人體的皮膚變得更加細膩和更具有彈性。

除此之外，維生素 E 在預防癌症當中也發揮著重要的作用，而這主要是透過對抗氧自由基的突變作用和完善機體免疫功能而實現的。維生素 E 對於防治心血管腦病、糖尿病等方面也可以起到一定的作用。

中年人常見的不良飲食習慣

根據研究發現，年齡超過 30 歲的人，基礎代謝率平均每年都會以 0.5% 的速度下降，而血液當中的膽固醇的含量則會逐年增加。所以，當人進入中年之後，血脂往往會偏高，動脈硬化與冠心病的發生機率也會呈現出逐漸上升的趨勢。而在眾多的因素當中，一些不良飲食習慣對於血脂的增高是具有很大的影響的。

(一) 多吃少餐

曾經有調查 1500 位 40 ～ 45 歲中年人，發現每天吃兩頓飯的人有三分之一都會患有心血管疾病，而每日吃 5 頓飯的中年人（總熱量相等）其中只有五分之一患病。

而且，另外的一份報告指出，每天就餐次數在 3 次或者是 3 次以下的中年人，肥胖患者要占 57.2%，膽固醇增高的人占 51.2%，但是，每日就餐次數在 5 次，或者是 5 次以上的人，肥胖病患者僅僅只占 28.8%，膽固醇偏高者則只占到了 17.9%。醫生們經過分析認為，空腹的時間越長，那麼造成體內脂肪積聚的可能性就會越大。

(二) 晚餐過遲

如果把晚飯的時間推後，並且還吃一些難以消化的食物，那麼就會加重膽固醇在動脈壁上面的沉積，從而促使動脈硬化的發生。

曾經有人做過這樣一個實驗：在晚間讓老鼠進食高脂肪的食物之後馬上讓老鼠入睡，這些老鼠血液當中的脂肪含量就會急劇上升。如果是在早上，或者是中午同樣進食這些高脂肪的飲食，則對血液當中的脂肪含量影響不大。

(三) 喜吃精糧

有一些 40 歲的中年男人不喜歡吃糙米之類的粗糧，只喜歡吃精米白麵，殊不知，在稻麥的麩皮裡，也是含有多種人體所需的微量元素和植物纖維素，比如鉻、錳，它們在全穀類、豆類、堅果類當中含量很高。

如果在經過加工精製之後，這兩種元素可能就會大大降低。如果用缺乏這兩種元素的飼料去餵養老鼠和家兔，那麼動物也很容易發生動脈硬化。

植物纖維素能夠有效增加膽固醇的排泄，讓血液當中的膽固醇含量降低。如果食物太過精細，那麼纖維素就很少，是不容易讓我們產生飽腹感的，往往容易造成過量進食而出現肥胖。所以，長期進食低纖維素食物的人，血管硬化、高血壓的發病率都有可能增高。

(四) 過食肥膩食物

過多地食用動物油、肥肉以及一些富含膽固醇的食物，比如豬肉、豬肝、皮蛋、蟹黃、奶油等，很容易引起血脂升高，但是，也絕對不是讓大家禁食上述食物。

最近幾年來，有人研究證明，正常的膽固醇並不會引起動脈粥樣硬化，而那些腐敗的膽固醇才是引起動脈硬化的真正元兇。

為此，一些動物油，特別是豬油是不適合儲存過久的，如果發現已經變質，顏色灰暗，出現黴斑，或者是有腐敗味，那麼一定不要食用。

還有，如果我們的糖分攝入過多，那麼過剩的部分就會轉化成為脂肪。伴隨著血脂不斷增高，冠狀動脈發生血栓的機會也就會越來越多。還有研究發現，糖能夠讓肝臟合成脂類的作用增強。正常人吃了高糖食物 3 周之後，血液當中的三酸甘油酯就可以升高 1 倍多。如果給高血脂病人配備高糖飲食，那麼三酸甘油酯就有可能會增加 4 ～ 5 倍。

(五) 偏食挑食

偏食挑食往往會造成營養素的吸收不全面。如果綠葉蔬菜吃得少，那麼就經常會導致維生素 C 的缺乏，而維生素 C 是能夠發揮降低膽固醇，減輕或防止動脈硬化的作用的。

如果是豆製品吃得少，那麼就不能夠增加膽固醇在糞便當中的排泄。還有的人不喜歡吃大蒜、洋蔥，總是覺得它們有一種特殊氣味，殊不知大蒜、洋蔥都有著良好的降血脂的作用。

(六) 菸酒成癖

現如今，世界科學界已經公認，大部分心血管疾病都與抽菸有關。如果長期過度飲酒，還有可能會造成心肌中的脂肪組織增加，心臟功能減弱，心臟變得異常肥大，尤其是對於長期大量喝啤酒的人來說，更容易出現這樣的心臟變化，而這在醫學上稱為「啤酒心」。

酒精是會影響我們的脂類代謝的，還會讓機體從血中清除脂類的能力降低，從而增加了動脈粥樣硬化以及冠心病的發病機會。

綜上所述，不良的飲食習慣與血脂過高、動脈粥樣硬化、冠心病等都是有著密切的關係。為了能夠延長壽命，40 歲的男人們應該徹底改變上面這些不良的飲食習慣，自覺養成良好的飲食習慣，改善身體狀況，保證身體健康。

中年人膳食平衡最重要

現如今，很多人總是喜歡關心老年人和兒童的營養以及健康問題，但是中年人的健康問題也是我們不能夠忽視的。對於中年人來說，雖然對於蛋白質的需要量要比正處於生長發育的青少年少，但是，由於中年人的各項生理機能度都開始下降，而且還面臨著工作、家庭等各方面的巨大壓力，所以，攝入豐富、優質的蛋白質也是非常必要的。

特別是隨著我們年齡的不斷增長，人體對於食物當中的蛋白質的利用率也呈現逐漸下降的趨勢，只相當於年輕時候的 60% ～ 70%，而蛋白質的分解率卻要比年輕的時候高很多。所以，中年人的膳食平衡就顯得極為重要了，我們應該努力做到以下幾點：

(一) 多吃蔬菜

能量的主要來源就是碳水化合物，比如大米、白麵、蔬菜等。而不同性別和不同年齡的人相應的要求也不一樣的。即使是不同職業的中年人，對於能量的需要也不同。對於腦力勞動者來說，每天的主食基本都能夠滿足身體的標準需要量。而除此之外，則需要我們多吃一些蔬菜，從而有效增加食物當中的纖維素，這樣既能夠發揮飽腹的作用，還能夠有效預防心血管病、腫瘤、便祕等。

(二) 多喝水

人體當中的任何一個細胞都不能夠缺少水分，而且，我們身體當中的 60% ～ 65% 都是水分。可以說，水參與了人體當中的一切代謝活動，如果沒有水，就意味著沒有了生命。對於中年人而言，更應該注意多喝水，從而有效清除體內的代謝產物，防止疾病的發生。

(三) 控制動物脂肪的攝入量

中年人體內負責脂肪代謝的酶和膽酸開始逐漸減少，而脂肪消化吸收和分解的能力也會隨著年齡的不斷增長而逐漸降低，所以，中年人限制脂肪的攝入是有必要的，尤其是要控制動物脂肪的攝入量。

(四) 及時補充維生素

維生素 A、維生素 C、維生素 D、維生素 E 等，這些都是人體新陳代謝所必需的物質，對於中年人而言，由於消化吸收功能開始減退，對於各種維生素的吸收率降低，結果就會經常出現出血、傷口不容易癒合、眼花、潰瘍、皮皺、衰老等各種缺乏維生素的症狀，因此，我們每天必須要補充大量的維生素，在必要的時候甚至還要適當的補充維生素製劑。

（五）預防微量元素的不足

鋅、銅、鐵、硒等無機鹽，雖然只是占了人體重量的萬分之一，但是它們卻是我們人體生理活動所必不可少的重要元素，它們會參與人體的酶及其他活性物的代謝。

如果我們在日常生活中注意飲食，那麼一般不會出現缺乏的情況，但是由於中年人的消化、吸收能力較差，再加上分解代謝大於合成代謝，所以很容易出現某些微量元素不足的情況。

常見的有中年人對鈣的吸收能力較差的狀況，如果再加上鈣的排出量增加，那麼就很容易出現骨質疏鬆，以及腰背痛、腿疼、肌肉抽搐等症狀，所以，這個時候，我們一定要多喝一些骨頭湯、牛奶，多食用一些海魚、蝦，以及豆腐等富含鈣質的食物，有效預防此類疾病的發生。

中年人宜多飲用鮮菜榨汁

現如今，人們越來越看重飲食方面的保健和養生作用，也早已經把食用蔬菜看成是一種獲得人體礦物質和維生素等營養成分的主要來源。

可是，新鮮蔬菜當中含有的豐富的各種維生素是很容易溶於水的，尤其是遇到鹼性物質的時候，非常不穩定，極其容易被氧化，在貯存和加工的過程中，很容易由於人為原因造成維生素的流失和破壞。因此，我們想要比較好保持新鮮蔬菜當中的各種維生素、礦物質、有機酸等多種營養成分，那麼最佳的辦法就是直接飲用蔬菜汁。

現代的醫學研究也發現，蔬菜汁幾乎包含了蔬菜本身所包含的全部營養成分。

而且打成汁的蔬菜當中的有益成分已經從纖維素當中分離出來，化學藥劑的污染所殘留的有毒物質依舊會留在纖維素當中。這樣一來，不帶纖維素的菜汁就含有了構成蔬菜營養成分的酶、原子、分子，並且還沒有包含有毒物質。

鮮菜汁可以說是我們人體的「清潔劑」，它們能夠有效地排除體內堆積的毒素和廢物。

特別是當大量的鮮果汁和鮮菜汁在進入我們人體的消化系統之後，就會讓血液呈現出鹼性，從而把積存在細胞當中的毒素溶解，並且由人體的排泄系統排出體外。

在蔬菜當中，還含有很多的抗衰老維生素和若干種抗衰老的物質，例如，礦物質和纖維。

大量攝入綠葉十字花科的蔬菜，比如:綠花菜(青花菜)、芽菜和甘藍;紅色、黃色或者是橘黃色的蔬菜，比如番茄、紅蘿蔔、南瓜等，對於我們的身體都非常有益處的。

關於蔬菜汁的製作方法，其實並不複雜，只需要先將蔬菜洗淨之後切成小片，之後再放入榨汁機當中進行攪拌即可，如果覺得味道不適應，還可以在飲用的時候用蜂蜜調味。

但是，為了能夠給讓蔬菜汁盡量保留原有蔬菜的營養價值，營養學家建議我們在自己家中打汁的時候需要特別注意：仔細挑選，扔掉腐爛或者是不新鮮的蔬菜；認真進行沖洗，尤其是對塊莖類蔬菜一定要用刷子刷洗；一定不要帶皮去製作蔬菜汁，清洗乾淨之後，我們還應該用不銹鋼器具薄薄地去層皮；隨打隨飲，即使是蔬菜汁在冰箱內存放，也不要太長時間，不然的話，蔬菜汁的營養也會遭到破壞。

下面就向大家介紹幾種常見的營養全面的蔬菜汁：

(一) 芹菜汁

芹菜的味道清香，能夠有效增強人們的食慾。尤其是在天氣乾燥炎熱的時候，在每天早晨起床之後喝上一杯芹菜汁，會給我們帶來很好的感覺。此外，我們還可以在兩餐之間也喝一些芹菜汁。

芹菜汁還可以作為利尿和輕瀉劑，甚至是降壓的良藥。由於芹菜的根葉當中含有豐富的維生素 A、B、C，所以，芹菜汁還非常適合維生素缺乏的人飲用。

(二) 紅蘿蔔汁

我們在每天可以喝上一定量的新鮮紅蘿蔔汁，從而有效改善人體的機體狀況。

紅蘿蔔汁還能夠有效提高我們的食慾，以及對感染的抵抗能力。在哺乳期的母親如果每天多喝一些紅蘿蔔汁，那麼所分泌出來的奶汁品質就要比不喝這種紅蘿蔔汁的母親好很多。

患有潰瘍的人，如果堅持飲用紅蘿蔔汁，則可以有效減輕症狀，除此之外，紅蘿蔔汁還能夠有效緩解結膜炎，以及保養整個視覺系統。

(三) 番茄汁

醫學專家認為，每個人每天吃上 2 ～ 3 個番茄，就能夠滿足一天維生素 C 的需求量，而喝上幾杯番茄汁，則可以得到一晝夜所需要的維生素 A 的一半。

番茄當中含有大量的檸檬酸和蘋果酸，這對於我們人體的整個機體的新陳代謝是具有很大益處的。番茄汁能夠有效促進胃液的生成，從而加強對於油膩食物的消化。番茄還具有保護血管、預防高血壓的作用，並且有效改善心臟的工作。

除此之外，經常飲用番茄汁還能夠讓皮膚健美，如果把番茄汁加上蘋果汁，或者是南瓜汁和檸檬汁，還能夠對肥胖的人起到一定的減肥作用。

(四) 黃瓜汁

黃瓜汁的醫用價值很多，位於第一位的則是利尿功效，而黃瓜汁在強健心臟和血管方面也發揮著重要的作用，不僅如此，黃瓜汁還能夠調節血壓，預防心肌過度緊張和動脈粥樣硬化。

黃瓜汁還能讓神經系統鎮靜和強健，從而有效增強記憶力。黃瓜汁對於牙齦的損壞以及對於牙周病的防治也具有一定的功效。

而且，在黃瓜汁當中，所含有的許多元素都是頭髮和指甲所必需的，所以黃瓜汁能夠有效預防頭髮脫落，以及指甲的劈裂。黃瓜汁由於脂肪和糖的含量很少，所以也是減肥的理想飲料。

(五) 高麗菜汁

高麗菜可以促進造血機能的恢復，有效抵抗血管硬化和阻止糖類轉化成為脂肪，防止血清膽固醇的沉積等。

高麗菜汁當中的維生素 A，能夠有效促進幼兒的發育成長和預防夜盲症。而高麗菜汁當中所含有的硒，除了能夠有效防治弱視之外，還能夠增強人體當中白細胞的殺菌能力，有效抵抗重金屬對於人體的危害。

如果我們的牙齦出現了感染，並且還引起了牙周病，這個時候飲用高麗菜和紅蘿蔔混合汁，不僅可以有效為我們人體補充大量的維生素 C，與此同時還能夠起到清潔口腔的作用。

食物中的天然「威而鋼」

「威而鋼」很早就以其獨特的功效成為了社會廣泛關注的熱點，其實，在我們日常飲食當中還有一些不為人重視的食物，這些食物與威而鋼有著異曲同工之效。

(一) 胚芽油 —— 性衰退的預防劑

現如今，性無能的男士越來越多，特別是 40 歲的中年男性，這到底是為什麼呢？其實出現這種情況和我們吃雜糧、糙米飯改成吃精米白麵有著直接的關係。

現在人們總是把麥子裡面最有營養的部分胚芽給拋棄了，等於把維生素 B 和 E 的最有效的來源，從飲食中剔除了。而如果我們的人體嚴重缺乏這兩種維生素，就有可能導致男性和女性不育，而且還非常容易引發其他的健康問題。

胚芽油可以有效預防性衰退，實際上也是胚芽油當中天然維生素 E 在起作用。研究人員自從在胚芽油當中發現了維生素以來，就已經知道了維生素能夠有效刺激男性的精子產生，防止流產和早產，防止男女兩性的不育症，並且增強心臟的效率和男性的性精力等功能。

男性如果嚴重缺乏維生素 E，那就會導致陰莖的退化和萎縮、性激素分泌減少，甚至嚴重的話還會喪失生殖力。

既然胚芽油可以有效預防，並且改變這種情況，那麼我們在日常生活當中就應該經常食用一些含胚芽油比較豐富的食物，比如全小麥、玉米、小米等。

而且營養學家還發現，在蜂蜜當中含有大量的植物雄性生殖細胞 —— 花粉。花粉當中含有一種生殖腺內分泌素，而這個和人垂體激素相仿的植物激素，具有明顯的活躍性腺的生物活性。

與此同時，蜂蜜當中的糖很容易被血液吸收，對於精液的形成是很有幫助的。

蜂王漿中的天門冬氨酸也是「助性」的主要物質。它含有促進發育、提高性機能、刺激生殖能力、增強機體抵抗力、促進新陳代謝的有效成分。

對於由於體弱而出現的性功能減退者，應該堅持服用蜂蜜製品。在這裡為大家推薦幾款食療方法：

1. 人參蜂王漿 1 支（10 毫升），每天早晨和睡前空腹各服二支。
2. 蜂蜜 100 克，蜂王漿 20 毫升，芹菜汁 100 克，再加入開水 1000 毫升，混合攪勻，一天一次。
3. 芝麻 50 克磨成粉末，再使用適量的蜂蜜充分攪和成硬團狀，使用溫開水服下。

（二）種仁 —— 性慾的促進劑

各種各樣的果仁、種仁，比如南瓜籽、芝麻、核桃仁等，這些都是植物的生命之源。種仁的營養含量簡直驚人。根據研究發現，種仁當中含有豐富的維生素 B、E，而這些可以說是礦物質的「金礦」，更是蛋白質的極佳來源。

其實，激起性慾、引發性衝動，這也是種仁的功效之一。醫生們透過研究發現，在一些經常喜歡吃南瓜籽的民族中，很少會出現中年男人患有前列腺疾病的例子。

就是因為南瓜籽當中含有一種可以影響男性激素產生的神祕物質。那麼，到底哪些種仁對性功能最有幫助呢？答案是：全小麥、玉米、芝麻、葵花籽、南瓜籽、核桃仁、花生、杏仁等。

下面就為大家介紹幾款種仁的食療方法：

1. 核桃仁 30 克、豬腰子 2 個（切片），共用油炒熟，每天晚上睡覺之前趁熱食之，連續服用 1 周。
2. 芝麻 100 克、早稻米 1000 克，紫河車 1 具，一起煮粥食用。
3. 南瓜籽、花生、黑芝麻各 30 克，早晚嚼食，長期食用，不僅能夠增強性功能，而且對於頭髮早白、身體虛弱者也具有一定的療效。

（三）海藻 —— 性慾的活力劑

眾所周知，甲狀腺對於性衝動和性刺激是具有很大的影響的，甲狀腺活力過低可能就會減少性活力和性慾。

而在海藻當中含有豐富的碘、鉀、鈉等礦物元素，恰好這些元素又是保障甲狀腺活力的重要物質。

海藻類的含碘量，幾乎超過了其他所有的動、植物，可以說是「碘王」。碘是我們人體生長發育過程中所必需的微量元素，更是人體合成甲狀腺激素所必需的重要成分。碘缺乏，或者是不足不僅會造成神經系統、聽覺器官、甲狀腺發育的缺陷或者畸形，還有可能導致女性流產、男性性功能衰退、性慾降低等。

為此，我們平時要經常食用一些海藻類食物，比如海帶、紫菜、裙帶菜等，從而來有效維護我們的性健康。

當然，除了以上這些食物之外，能夠增強性功能的食品還有很多，比如蝦、桑葚、驢肉、狗肉、海參、牡蠣等。40 歲的男性只要能夠經常食用，一定能夠防止性早衰，對自身的性功能大有好處。

穀類永遠是主要食品

穀物與豆類相似，都屬於低脂肪、高纖維的食物。穀物能夠給我們提供持續而充足的能量，並且這種能量會以精原的形式儲存在我們人體的肌肉當中。由於穀物脂肪含量低，所以我們很容易吃飽，因此可以用穀物來替代其他脂肪類的食品。而且這種能量會以精原的形式儲存在肌肉當中。而穀類食品主要包括：大米、麵粉、小米、玉米、燕麥和高粱等。穀類的營養成分是非常豐富的。含有的糖類是人體所需要的糖類最為理想的來源，主要為我們人體供給熱能。

蛋白質的含量也在 7% ～ 16% 之間，但是，由於蛋白質所含的氨荃酸構成不夠完全，因此蛋白質的營養價值是略低於動物性食品的。但是由於日常稻穀類的食品攝入量大。所以，仍然是目前國人蛋白質的主要來源。

穀類食物的脂肪含量較少，通常在 2% 以下，而且大部分都是由不飽和脂肪酸組成的，所以品質較好，能夠發揮一定的降血脂和降膽固醉的作用。

無機鹽穀類一般含無機鹽 1.5% ～ 3%，而且絕大部分都是以有機化合物的形式存在的，所以不容易被我們人體吸收。

磷穀類則含有豐富的磷。

維生素穀類的食品則是我們人類 B 族維生素的重要來源，而且 B1 和菸酸的含量都比較高。

選擇穀類食物的訣竅是：一定要選擇那些沒有經過精加工的食物，換句話說就是我們所說的全麥食品。

全麥食品能夠提供給我們人體不溶性纖維素和可溶性纖維素。而不溶性纖維素能夠有效降低患結腸癌的危險性，可溶性纖維素則能夠降低人體血液當中的膽固醉。

大米可以說是這個世界上最普通的食物了，但是經過了精加工、拋光的白米實際上早就失去了蛋白質、礦物質和維生素等營養物質。原米或糙米可以說是這種白米最好的替代品了。

米湯又叫做米油，是用上等大米熬稀飯或者是做乾飯的時候，凝聚在鍋面上的一層粥油。

米湯的性味甘平，具有很好的補養作用。

清代名醫王士雄在其著作《隨息居飲食譜》中說：「貧人患虛症，以濃米湯代參湯，每收奇跡。」其實這句話的意思就是說，貧民百姓吃不起人參，於是江南人就開始用米湯當做參湯，而且每一次都會有神奇的效果。

但是，大家都知道，米湯必須是大鍋飯當中熬出的米湯，而且還需要達到粘稠的程度才會有這樣的效果，米少或者是太稀了，都收不到好的效果。。

特別是廣東開始興起了煲「白粥」。其實，廣東的「白粥」並不是人們平時所說的白米粥，而是用慢火熬的大米粥，並且還需要在熬煮的過程中不斷添加米漿，因為只有這樣粥湯才會濃醉，米油的成分才能夠充分地滋出，這樣白粥自然就成為了體虛者的補身的首選佳品。

而且，在新的《食物指南金字塔》一書當中則建議人們：如果你不參加運動，那麼就應該吃 6 份穀物；如果你能夠每天參加運動，就要吃 9 ～ 11 份穀物。我們大多數人都是需要這些穀物的，只有這樣我們的人體才能夠獲得充足的營養元素。而這些複合的碳水化合物食物不僅可以讓你吃飽，還能夠為你提供有益於健康的營養物質，而且你還不會發胖，這不能不說是對於 40 歲中年男性害怕發福的一個好的解決辦法。

除此之外，還有另外一種穀物食品也受到大家的歡迎，那就是燕麥粥。

燕麥是一種穀類，主要生長在寒冷的地區，在全世界，除了歐洲地區之外，中國的河北、內蒙等地種植了很多。由於它的質地較硬，所以我們吃起來口感會很不好，為此，在很長的一段時間內並沒有受到人們的歡迎，甚至當時只是作為了馬匹的的飼料。

一直到了現代，燕麥的好處才逐漸被大家知道，成了大眾喜愛的食品之一。

在美國《時代〉雜誌評出的十大健康食品當中，燕麥名列第五位。大部分的穀類經過碾制加工之後，營養比較豐富的表皮和胚芽都會被除去，而只有燕麥能夠保留住胚芽和部分的表皮，因此，它和糙米、全麥一樣，是一種非常健康的食品。

燕麥的脂肪含量可以說是所有糧食作物當中最多的，而且，燕麥的脂肪主要是由單一不飽和脂肪酸、亞麻油酸和次亞麻油酸構成。

根據統計，亞麻油酸占全部不飽和脂肪酸的 35%% ～ 52%，而亞麻油酸則是人類最為重要的必需脂肪酸，不僅能夠維持人體正常的新陳代謝活動，而且還是合成前列腺素等不可或缺的有效成分。

燕麥當中還含有多種能夠降低膽固醇的物質，比如單一不飽和脂肪酸、可溶性纖維、皂試素等，它們都能夠有效降低血液當中的膽固醇、甘油三脂等的含量，從而有效減少患心血管疾病的風險，對於治療糖尿病的效果是非常好的。

除此之外，燕麥當中還含有豐富的維生素 B1、B2、葉酸等，這些物質能夠有效改善血液循環，緩解生活、工作所帶來的壓力；而燕麥當中含有的鈣、磷、鐵、鋅、錳等礦物質也可以起到預防骨質疏鬆、促進傷口癒合、有效預防貧血、改善神經衰弱等功效。

水果、蔬菜中的自然力量

美國的《時代》雜誌曾經用專刊介紹了幾種現代人認為最佳的營養蔬菜。

(一) 番茄

根據多項研究發現，在番茄當中含有番茄紅素，而這一物質能夠大幅度減少患乳腺癌等痛症的機率，番茄在蒸煮的過程中，番茄紅素會自然釋放出來；不僅如此，番茄還是人體最佳的維生素 C 來源。

(二) 菠菜

菠菜當中含有豐富的鐵和維生素 B，能夠有效預防心血管方面的疾病，而且還能夠預防盲眼症。

一杯菠菜汁的熱量僅僅只有 41 卡，可以說是幾乎沒有熱量的，而這對於想要減肥的中年男士來說，是可以放心食用的。

(三) 花生、杏仁等堅果

堅果不僅僅有降低膽固醉，而且還能夠降低血液當中的三酸甘油酸，可以說這是預防心臟病的最佳配方。不管是花生，還是杏仁果等，都是非常好的選擇，但是需要提醒大家的是，在食用的時候一定要注意適量，千萬不要食用過量。

(四) 花椰菜

根據多項資料研究發現，花椰菜內富含有大量的紅蘿蔔素和維生素 C，長期食用花椰菜可以減少直腸癌、胃癌的發病機率。而花椰菜最佳的食用方法是先進行簡易的烹調，之後再用力咀嚼，當然，除了花椰菜，白菜、豆芽也是不錯的選擇。

其實，現在人們已經逐漸認為素食才是保健長壽的最佳食品了。

而且根據資料的記載，在第二次世界大戰期間，丹麥遭到了敵軍的封鎖，當時肉類食品的供應開始大減，結果最後丹麥居民的心血管疾病的發病率卻下降了 70%。

到了後來，丹麥居民非肉不食的習慣又開始恢復，結果丹麥人民的身體狀況又開始出現各種心血管方面的疾病。

墨西哥的印第安人一直以來都有素食的習慣，所以，他們的平均壽命都非常高。

蕭伯納可以說是世界上最長壽的作家，他一生活了 94 歲，而他則把自己的長壽祕訣歸結到素食和布衣。

在 1933 年，蕭伯納訪問中國的時候，曾經有人採訪他素食的原因，蕭伯納則說：「是我的健康所需要的，而且素食本來就是英雄和聖人的食物。」而蕭伯納的素食食物一般包括通心粉、黑麵包、雞蛋和蔬菜等。在他的一生當中，很少生病，甚至蕭伯納自己說：「人的一生當中見醫生最少的人就是我。」

我們所吃的食物，總體來分可以分為酸性食物和鹼性食物。肉類、家禽類、魚類、乳製品、蛋類、穀類等，這些都屬於酸性食物，因為它們在被我們人體消化分解之後，所剩下的物質是具有酸性的氮、硫、磷等。

而蔬菜、水果等這些都屬於鹼性食物，它們被我們人體消化分解之後，留下的通常是鈉、鉀、鈣、鎂、鐵等一些礦物質。

我們都知道，血液是人體的命脈，有關專家經過了一系列的實驗發現，血液在保持弱鹼性的時候，才能夠正常發揮其自身的作用。而我們食物的蛋白質、脂肪在人體內進行分解的時候，就會產生硫酸、乳酸等多種酸性物質，對於我們人體是有害的。

但是，只要我們多吃蔬菜，鹼性食物就會讓酸性食物迅速中和，從而變成一種無毒的化合物排出體外，從而讓我們的血液保持在酸鹼平衡的理想狀態。所以，素食一直都被人們稱為是「人體血液的淨化器」。

現如今，隨著人們的生活越來越富裕，體內的酸性物質逐漸增多了，鹼性物質則變少了，所以，各種現代病在最近幾年出現得越來越多。

為此，營養學專家建議人們一定要多吃含有豐富碳水化合物的植物類食物，只有這樣才能夠有效降低血液當中的膽固醇，避免動脈硬化、冠心病、高血壓症、腦血管病的發生。

雖然素食的好處很多，但是我們千萬也不要走向極端，長期單純的素食，也會影響我們的身體健康。

保持青春的「強力」食品

我們把任何能夠增強免疫系統的食品都稱之為強力食品。很顯然，一個人的免疫系統功能越強大，那麼身體對於抵禦細菌、病毒，以及其他有害細胞的侵略就越強。

我們人體的免疫系統是由一些具有警衛性質的細胞組成的，比如：B 細胞、T 細胞和天然殺手細胞等。而這些細胞能夠有效吞噬，甚至是消滅癌細胞，以及其他的一些感染介質。尤其是當病素、細菌，或者是癌細胞開始侵入我們人體的時候，B 細胞就會產生抗體，從而與其進行對抗。

相信大家還聽說過這樣一種物質，叫做干擾素，其實干擾素就能夠很好地治療癌症。而它就是由 T 細胞產生的。除此之外，天然殺手細胞也能夠幫助治療癌症和其他感染性疾病。下面就向大家介紹幾種常見的強力食品：

(一) 優酪乳

優酪乳在很長的一段時間，都得到了老百姓的普遍認可，甚至被稱為「大眾良藥」。

優酪乳不僅能夠讓老年人變年輕，還能夠有效增強人體的免疫功能。根據相關的科學資料顯示，優酪乳主要是透過增強人體的免疫功能來達到這一效果的。

優酪乳的作用機理是：他能夠把免疫系統當中的干擾素的數量增加 5 倍。因此我們只要每天能夠堅持喝兩杯優酪乳，堅持 4 個月，這樣的效果就會出現。

而且，根據最新的研究發現：優酪乳還能夠增強天然殺手細胞的活力，有效治療癌症，尤其是肺癌、結腸癌等。

(二) 大蒜

在老百姓的口中，經過會說起大蒜的殺菌作用，其實，大蒜主要是透過啟動T細胞來增強我們人體的免疫系統機能的。

現如今，有很多人不喜歡吃大蒜，就是因為吃完大蒜口中會留有異味。為了很好地解決這一問題，我們可以選用一些提取了大蒜精華的大蒜片。根據研究資料發現，大蒜能夠讓天然殺手細胞的活力至少增加兩倍以上。

(三) 蘑菇

蘑菇也是我們日常餐桌上常見的一種食材。而且根據一系列的研究發現，蘑菇當中含有的某種物質能夠有效增加T細胞以及其他細胞抗癌物質的數量。

此外，蘑菇當中所含的這種物質還能夠有效阻止肺癌細胞的擴散。所以，蘑菇不僅可以降低患癌症病的機率，還能夠有效防止癌細胞的擴散。

(四) 水果、蔬菜中的β紅蘿蔔素

β紅蘿蔔素現在已經做成了一種補品，但是在這方面還存在著某些爭議。然而，β紅蘿蔔素對於保持機體青春方面的功效，可以說是有目共睹的。

我們只要經常吃水果和蔬菜，那麼就能夠自然而然地攝取到各種類型的紅蘿蔔素，這樣一來，身體就會變得更加健康和充滿活力。

其實，當我們在吃紅薯、蘿蔔、南瓜以及菠菜的時候，我們就能夠獲得足夠的β紅蘿蔔素。而它能夠在我們的體內產生更多、更加強壯的天然殺手細胞，從而讓你的的免疫系統功能不斷增強。

尤其是當人進入中年之後，此時人體的免疫系統開始衰退，那麼這些強力食品就會在保持生命的活力方面產生巨大的作用。只要我們每天能夠攝取60毫克β紅蘿蔔素，那麼就可以達到有效增加天然殺手細胞和T細胞數量的作用。

(五) 含有礦物質銅和鋅的食物

銅、鋅這兩種礦物質的作用是讓我們人體的免疫系統更加高效的工作，並且透過T細胞和抗體，建立起一種超級強大的防禦系統。

當我們在進入中年之後，胸腺開始逐漸萎縮，分泌量也隨之減少。這種減少趨勢從40歲左右開始，等到了60歲之後就變得非常明顯了。

而我們每天如果堅持服用微量的鋅，則可以讓我們的胸腺恢復80%的機能，從而有效增加T細胞的數量。40歲的你每天服用15毫克鋅之後，你的T細胞活力就和20多歲的小夥子一樣了。

含銅的食物常見的有豌豆、蠶豆、水果和貝類；而含鋅的食品常見的有穀物、蠶豆、火雞和牡蠣。

這樣一些強力食品能夠有效防止免疫系統的衰老，從而讓機體在一種更加健康、更加具有魅力的狀態下多延續長達十年的時間。

吃水果有學問

大家都知道，水果當中不僅含有豐富的維生素、水分和礦物質，其中的果糖果膠的含量也是比較高的，而這一切都無疑為我們的健康提供了充分的營養成分。

可是，就在前不久，根據一項調查顯示，很多人在購買水果的時候都是非常盲目的，根本不瞭解吃水果的學問。

之所以會出現這樣的情況，就是在挑選水果的時候，他們往往是缺乏指向性的，隨意購買的動機比較大。除此之外，有一些男性朋友根本就不瞭解水果的屬性，也不知道應該如何針對自己的健康狀況去選擇水果。每到夏天，很多朋友都喜歡吃西瓜。其實，西瓜是不能夠空腹吃的，因為西瓜屬於防暑降溫一類的水果，從中醫學的角度來說，西瓜性乾寒，而且它的水分比較多，如果我們空腹吃完，就會讓我們的胃液稀釋，胃液稀釋之後胃酸就少了，這樣非常容易引起消化不良、食慾減退，而且還會影響到胃腸的正常蠕動。

其實，除了西瓜之外，空腹時候不宜吃的水果還有香蕉、柿子、橘子、荔枝、甘蔗等。

每當到了瓜果旺季，對於不同體質的男性朋友來說，吃水果是非常有講究的。虛寒體質的人由於基礎的代謝率低，體內產生的熱量比較少，在吃水果的時候就應該選擇那些溫熱性的水果。比如荔枝、龍眼、石榴、櫻桃、椰子、榴槤等。

反之，實熱體質的人由於身體的代謝很旺盛，產生的熱量也就會多，經常會出現臉色潮紅、口乾舌燥等症狀，這樣的群眾應該多吃一些像香瓜、西瓜、水梨、香蕉、黃瓜、番茄等涼性的水果。

還有一些是屬於平和類的水果，比如葡萄、鳳梨、蘋果、梨、柳丁、芒果、李子等，這些水果不管是虛寒體質的人，還是實熱體質的人都可以食用。

還有的時候，我們去看望病人的時候，總是喜歡買一些鮮花和水果，可是你知道嗎，並不是什麼水果都適合病人吃的，我們在購買水果的時候一定要考慮病人的病情。

對於潰瘍和胃酸過多的病人，不適合吃梨、檸檬、楊梅、李子等含酸較高的水果，這樣更容易損害潰瘍的癒合。而哮喘病人則不宜吃棗等容易生痰助熱，有礙脾胃功能的水果。便祕和有痔瘡的患者不適合吃柿子、山楂、蘋果、蓮子，因為這些水果本身含單寧酸較多，會澀腸止瀉，反而加重病情。患有貧血的病人也不應該吃含單寧酸較多的柳丁和柿子等水果，因為鞣質很容易和鐵質相互結合，從而阻礙肌體對鐵的吸收。腎炎、浮腫和腎功能不好的病人不宜吃香蕉，由於香蕉當中含有很多的鈉鹽，所以吃了之後會加重浮腫，從而增加心臟和腎臟的負擔。

其實，我們之所以要吃水果，只要還是為了自己的身體健康，只有我們選對了適合我們自身的水果，才能夠發揮醫療保健作用。特別是在患病的時候，如果您能夠有選擇地對症吃水果，那麼就會對你身體的康復起到巨大的幫助作用。但是，如果你只是在進行一種盲目地選擇，不僅對身體無益，還會損害自己的健康。

大豆製品防衰「別談」

在古希臘神話當中，農業女神得墨忒耳給了出遠門的女兒蒲賽芬尼一粒大豆，說這粒大豆能夠「消除邪惡，防治百病。」就這樣，善良的蒲賽芬尼卻把這粒大豆留在了人間，讓人類傳種繁衍，最後成為了世界的一大農作物。

現如今，大豆（黃豆、黑豆）成為了具有極高的營養價值和優良保健功能的一種食物，並且日益成為了人們不可缺少的一種食物。

(一)「**聰明的動力**」

在大豆當中富含磷脂，而這是一種天然的營養活性劑，更是我們大腦發育所必不可少的重要物質。由於我們的大腦 20 ～ 30% 都是由磷脂構成的，因此，多吃一些富含磷脂的食物，比如大豆，就可以讓大腦當中的乙醯膽喊釋放增加，從而有效提高我們的記憶和接受能力。

除此之外，大豆磷脂中含有磷脂醯肌醇、甾醇等營養素，能夠增加神經機能和活力，具有非常好的保健功能。

(二)「**防酸效應**」

大豆磷脂當中含有 85 ～ 90% 的磷脂醯膽鹼以及鱗脂醯乙醇胺、磷脂糖甙等，這些營養元素對於人體的器官具有非常好的保健功效。

而且，根據最新的研究成果顯示，人體的各組織器官當中都含有大量的麟脂，而大豆磷脂則可以有效增加組織的機能，降低膽固醇，並且改善脂質的代謝，從而預防和治療腦動脈、冠狀動脈硬化，此外還有利於肝臟的健康，對於肝炎、脂肪肝都具有一定的療效。

大豆磷脂還能夠促進脂溶性維生素的吸收，有效防止體質，以及身體各個組織器官的酸化。

(三)「**多能效益**」

增加食物當中大豆蛋白含量，就可以增強大腦皮層的興奮和抑制功能，這對於提高學習和工作的效率是具有很大幫助的，而且還能夠避免沮喪、憂鬱等不良情緒的出現。

曾經有學者透過對比研究發現，經常吃植物蛋白的人，要比一般人的膽固醇平均降低 12%。

美國的學者們把膽固醇正常的人分為 A 和 B 兩組進行臨床試驗，A 組的膳食主要以牛奶、動物蛋白質為主，而 B 組膳食主要是大豆蛋白，與此同時，每天還攝取 500 毫克的膽固醇。

在兩周之後的實驗拮果顯示，B 組不僅低密度的脂蛋白明顯的減少，而且高密度的脂蛋白反而還增加了 15%。這也就充分證明了大豆蛋白在心臟病的治療和防治上，確實扮演了極其重要的角色。

（四）「護顏使者」

現如今，醫學家們正在研製一種既能夠美容護膚，又能夠避免一些副作用的外用美容用品 —— 植物雌激素製劑。

而這種植物雌激素就是從大豆當中提取出來的一種類似異類黃酮的物質，這一物質被稱為駐顏、護顏的健康使者。

它具有類似雌激素的作用，但是卻並沒有雌激素的毒副作用，比如噁心、食慾不振等，可以說是美容、抗皮膚衰老的佳品。

（五）「五效抗癌」

大家都知道，最喜歡吃豆腐的要屬日本人了，在日本全國共有 3 萬家的豆腐店，而平均每個日本人每年要吃 20 多公斤豆腐。

根據一項研究發現，經常食用豆腐的人，胃癌的患病率要比不吃豆腐的美國人減少三分之一。

而且，日本的醫務部門曾經對 8000 多名日本人進行了長達 20 年的跟蹤調查，結果發現每週只吃一次，或者是二三周吃一次豆腐的人，前列腺癌患病率和每天都吃豆腐的人相比，要高出 3 倍多。

經過長期實驗，專家們透過大量的資料證明，大豆當中至少含有 5 種物質，並且都具有防癌的功效，它們是：蛋白酶抑制素、肌醇六磷酸酶、植物固醇、皂苷、異黃酮。

（六）「生理活性」

大豆皂苷透過增加 SOD 的含量，可以有效清除我們人體的自由基，具有抗氧化和降低過氧化脂質的作用。

大豆皂苷還具有抑制腫瘤細胞生長的作用，能夠直接抵制毒細胞，調節人體的免疫機能，還能夠有效破壞腫瘤細胞膜的結構。

除此之外，大豆皂苷還能夠有效控制血小板的減少，以及凝血酶所引起的血栓纖維蛋白的形成，具有抗血栓的功效。

大豆皂苷的多種生理功能，比如降血脂、抗氧化、抗動脈粥樣硬化和免疫調節等，對於中年人士而言是非常有幫助的。

（七）「磷酶之謎」

大豆當中含有肌醇六磷酸酶，而磷這是我們人體必需的常量營養素。但是在過去，醫學界一直認為肌醇六磷酸酶會把人體當中的鈣、鐵固結於腸內，從而使這些礦物質難以吸收。

直到後來才發現，肌醇六磷酸酶雖然會把鈣、鐵固結在腸內，影響人體對其的吸收，但是它卻具有了抑制結腸癌發生的作用。

肌醇六磷酸酶通常會出現在高鐵的植物當中，而大豆就含有大量的鐵元素，並且還富含豐富的纖維素，纖維素也能夠預防結腸癌，而人們發現肌醇六磷酸酶和纖維素相互結合後，更增大了抑制結腸癌的作用。

（八）「固醇傳寄」

動物性食物當中含有膽固醇，而植物性食物當中則含有的是植物固醇。我們人體在攝入膽固醇之後所分解的主要產物就是膽汁酸，對於人體的健康是有傷害的。

而植物固醇在進入到人體之後，在腸道同膽固醇互相競爭，並且能夠較多地被腸吸收，從而也就降低了膽固醇，這樣一來不僅可以抑制結腸癌，還可以有效防治心臟病。

（九）「酶素奇功」

在豆類、穀類和馬鈴薯農作物當中，有一種被稱為是蛋白酶的抑制素物質，如果把這些當做飼料給動物生吃，那麼則會影響到蛋白質的消化，於是專家們認為這種東西也不利於人體蛋白質的吸收。

但是美國紐約大學的一位學者透過一系列實驗發現，大豆當中的蛋白酶抑制素可以抑制皮膚癌、膀肚癌，甚至對於乳腺癌也具有很明顯的抑制效果。另外一項報告指出，蛋白酶抑制素對於結腸癌、肺癌、胰腺癌、回腔癌也具有抑制的功效。

（十）「預防耳聾」

年齡超過了 60 歲以上的老人，往往會出現聽力減退的情況。營養專家則認為，人體補充鐵質能夠擴張微血管，軟化紅血球，保證耳部的血液供應充足，這樣就可以有效防止聽力的減退。而在大豆當中含大量的鐵和鋅，因此，經常食用豆製品，有利於預防老年性的耳聾。

(十一)「預防中風」

中風的根本原因就是高血壓和腦脈的硬化，這也是它的主要病因和病理基礎，美國醫學界曾經對美國 2000 名中年人進行了一系列的調查發現，高血壓患者的尿液當中，尿鈉增加，而尿鉀減少。這也就表明在高血壓患者的膳食結構當中，鈉的攝入量過多，而鉀的攝入量則過少，所以，我們必須要多攝入一些高鉀的食物，從而促進人體當中過多的鈉鹽排出體外。

40 歲男人，如何選用保健品

最新調查資料顯示， 40 歲以上的男性當中 8000 萬人患有不同程度的 ED，而大部分男性病人都喜歡透過購買保健品的方式來進行自我治療。

可是在眾多的保健品當中，也不乏有一些單純追逐暴利的偽劣產品，這樣的偽劣產品不僅影響到了整個男性保健產業的發展，甚至對於購買的廣大男性朋友來說，更是致命的傷害。

那麼，作為 40 歲的中年男性，我們應該如何去有效地辨別出男性保健品的優劣呢？下面就為大家介紹幾個祕訣供男性朋友們參考。

(一) 看清楚研製的單位和生產廠家

一個品質上乘的男性保健品肯定是獲得了有關權威科技機構認可的，並且優質的男性保健品會以研製為基礎。而偽劣的產品是不可能得到權威科技機構認可的，通常所謂的認可，就是偽造一些莫須有的機構來為產品撐門面。

（二）看包裝

優質的男性保健品一般都是包裝精良，而且在包裝上面都會標有批准文號、生產廠家、諮詢電話等，並且文字清晰，色彩鮮明。但是偽劣的保健品大多數都沒有批准文號、沒有生產廠家、也沒有諮詢電話，可以說就是「三無」產品，甚至某些黑心廠商為了追求暴利，他們在保健品的包裝製作上面也都會偷工減料，粗製濫造。

（三）看防偽

品質上乘的男性保健品，為了防止偽劣產品的仿冒，一般都會有明顯的防偽標誌，而對於偽劣產品自身而言，它們本來就是在模仿優質產品，根本就不會有真正的防偽標誌。

（四）看廣告

通常情況下，只有那些大品牌的優質保健產品，才能夠有足夠的實力長期在一些具有影響力的大眾媒體上面不間斷地投放大量的廣告，用於自身產品的宣傳推廣。而對於那些在某段時期內，在一些媒體上面猛轟一番的廣告，等到撈了一筆錢之後就從此消失，一般都是偽劣產品喜歡。

（五）看口碑

優質的男性保健品，由於有著良好的效果，經常會獲得會相關權威機構和消費者的認可，但是那些偽劣產品，由於其低劣的品質，不僅不會被大家認可，還會受到大家的一致打擊。

總體而言，一個品質優良的大品牌的男性保健品，一般都會具備以上「五看」的要求，為此，以後男性朋友們在購買男性保健品的時候，可以按照這「五看」來進行合理的選擇。

礦物質的保健作用

我們的人體離不開礦物質，而礦物質也會給我們的人體帶來很大的幫助。

(一) 礦物質對頭髮的美容保健作用

1. 大家都知道，頭髮是人體非常重要的一部分。甚至從某種意義上來說，頭髮也是男性威武雄壯的代表。所以，40 歲的男性朋友必須重視頭髮的健美，要採用合理的健髮飲食。

當然，除了注意營養均衡之外，我們還需要注意進食富含蛋白質、維生素和礦物質的美髮食物。

在礦物質當中，主要以鐵、鈣、鎂、鋅元素最為主要，它能夠起到改善頭髮組織，增強頭髮彈性和光澤的功用。比較常見的「美髮食品」主要包括水果、乾果、豆製品、乳類以及動物內臟等。

2. 頭髮之所以充滿光澤，主要是由於甲狀腺荷爾蒙的分泌作用。

3. 用雨水洗頭髮會讓頭髮更加黑亮。由於普通的地下水是鹼性的，含有讓頭髮枯乾的礦物質。因此，不管怎麼用力去抓洗，都沒有辦法讓頭髮光亮。

由於雨水是酸性的，反而能夠柔潤發質，使頭髮光亮。當然，雨水必須是乾淨無污染的，只有在空氣無污染的地區，雨水才是真正乾淨的，非常適合洗頭。那些有工業污染的雨水對於頭髮不僅無益，反而還會更加有害。

(二) 礦物質對皮膚的美容保健作用

1. 人體衰老的第一個標誌就是皮膚出現老化和鬆弛，而皮膚的鬆弛主要是因為體重波動引起的。

當我們的體重增加的時候，皮膚就會拉緊，而體重下降的時候，皮膚不可能完全恢復收縮，於是就形成了皮膚的鬆弛。

皮膚的老化主要是因為營養原因造成的。特別是不合理的飲食結構會對皮膚造成不適，讓人顯得有些衰老。但是恰恰相反，合理的飲食營養結構反而會讓人看起來青春煥發。

合理的飲食營養結構主要表現在兩方面。一方面，飲食當中必須含有各種微量元素，這樣我們攝取的營養才能夠全面；另一方面，食品當中的各種營養素的含量必須要保持一定的比例。

除此之外，鋅、硒元素對於皮膚的保養也是非常重要的。因為這兩種元素都具有抗脂質過氧化的作用，能夠有效清除體內的自由基，讓皮膚免受脂質過氧化損傷，變得柔軟、滑潤、消除皺紋。含鋅、硒元素比較豐富的食物主要有牛肉、雞蛋、魚蝦、貝類海產品等。

2. 有一些 40 歲男人會出現面色蒼白的現象，這主要與膳食當中的鐵質過低、蛋白供給不足、維生素 C 缺乏所導致的缺鐵性貧血有關。因此，面色蒼白的人需要補充蛋白質、鐵質、維生素 C 等造血原料，從而有效促進機體血色素的合成。我們一般會選用新鮮的蔬菜、水果、蛋奶類、動物內臟，豆製品等，這些對於面色的紅潤光澤是非常有幫助的。

3. 少吃鹽讓皮膚更加白嫩。吃的鹽過多，不僅會影響人體新陳代謝，而且還會讓皮膚粗糙。由於鹽當中含有黑色素，還會讓皮膚變黑。

4. 多飲茶能夠延長青春期。這主要是與茶葉當中的微量元素氟、鐵、錫、銅含量比較豐富有關係。

(三) 礦物質對牙齒的美容保健作用

很多 40 歲的男性，由於長期抽菸喝酒，導致出現了牙黃等一些情況。假如你想擁有一口潔白堅固的牙齒，那麼可以經常吃一些含鈣、磷、氟較多的「牙齒食物」，比如牛奶、雞蛋、黃魚、蝦米、豆製品等。

由於鈣和磷是構成骨骼和牙齒的主要成分。充足的鈣和磷可以促進骨、牙的生長和堅硬。

氟是構成牙齒釉質不可缺少的成分，如果我們體內缺氟，牙齒就會疏鬆，很容易發生齲齒。

但是，如果氟攝入量過多，那麼則有可能造成氟斑牙，會影響到牙齒的美容。除此之外，還將影響鈣、磷的吸收，讓牙齒失去潔白和堅固。

(四) 礦物質對體型的健美作用

對於 40 歲的男人來說，大多數人都會出現身體發福的狀況，如果你想要讓自己的體型健美，那麼就一定要補充充足的礦物質。

在膳食當中一定要有充足的蛋白質、維生素與礦物質，盡量少吃碳水化合物多的食物，還有盡量少吃甜食、油炸食物等。只有這樣才能夠保證骨骼、肌肉的生長和健康，對於中老年骨質酥鬆症很有幫助。

40 歲男人如何解決蔬菜「厭食症」

現如今，越來越多的 40 歲中年男性不喜歡吃蔬菜了，甚至開始討厭吃蔬菜了。根據最新的一項研究發現，在 40 歲中年男性當中，有 75% 的中年男性日常蔬菜的攝入量不足。那麼，如何才能夠讓不喜歡吃蔬菜的中年男人保證每日能夠攝入足夠的蔬菜呢？

(一)「喝」蔬菜

現如今，果汁在各大飯店的生意非常火爆，而果汁還可以提供美味方便的蔬菜汁，這可以說是你日常生活當中食用蔬菜的另一個好的選擇。但是需要我們警惕的是，切忌果汁當中添加過多的糖、調味劑，甚至一些乳製品，因為它們都會讓蔬菜汁裡面的熱量急劇升高，對於中年人的身體是沒有任何好處的。

(二) 將蔬菜做成湯或沙拉

番茄醬、一些沙拉調料，以及墨西哥蘸醬這是為數不多的，由蔬菜製作而成的調味品，當然，我們在吃飯的時候，如果能夠來碗湯，這將是更加美味的事情。在蔬菜當中拌入生薑、醬油、米醋、料酒和芝麻油，我們就能夠輕鬆自製健康的蔬菜沙拉了。只要每天半杯，那麼就相當於是吃了一大盤的蔬菜。

(三) 用綠色裝飾你的菜肴

在吃飯的時候，我們完全可以換一些方式來吃蔬菜，比如在吃牛肉三明治的時候，往裡面夾入一些嫩芽、番茄片和生菜，這樣就能夠保證足夠的蔬菜攝入量。如果你想要更加健康的食用方法，那麼建議你蔬菜的數量和肉食的數量對半分。

(四) 嘗試新口味

根據營養學家的研究分析發現，很多人之所以不喜歡吃蔬菜，就是因為他們現在已經開始厭倦了經常吃的蔬菜的味道，所以我們可以多去嘗試一些新的口味，讓自己去經歷一次蔬菜的風味行，也許這樣你就會收到意想不到的收穫，找到你喜歡吃的蔬菜。

(五) 生吃蔬菜

我們在新鮮的蔬菜上面塗抹一些沙拉、蘸醬，這其實就成為了一份不錯的菜肴。其實，我們只需要把蔬菜洗淨、切塊，甚至可以放入冰箱當中冷藏之後再吃，這些都是難得的美味食品，特別適合你在午餐時分能夠大口地咀嚼自製的生菜醬。

(六) 讓蔬菜變得五顏六色

可能只要一提到蔬菜，在你的腦海當中就會否浮現出一個單色的調色板，全部都是綠色。可是，蔬菜也是色彩斑斕的，有紅、黃、橙和紫。而且每種顏色的蔬菜都能夠為我們的餐桌增添一些新的維生素和礦物質。

根據一項研究發現：「享受健康蔬菜的一個最為聰明的辦法就是挑顏色。挑選不同顏色的蔬菜，從而將攝入的蔬菜營養最大化。」

(七) 學會搭配

營養專家強調說：「把蔬菜配以其他菜肴，這樣就成為了一種最美味的食物。」實際情況也是如此，把蔬菜透過某些方式進行搭配，就能夠幫助我們的身體更好地吸收營養。例如，將蔬菜與紅蘿蔔、少許切片瘦肉，以及其他綠色食品一起翻炒，這樣就能夠保證我們身體攝入全面的營養元素。

營養專家還認為，新鮮的應季蔬菜不僅味道鮮美，而且還非常利於健康，例如，春天的蘆筍和蘿蔔都具有極其豐富的營養價值；夏季則是盛產芝麻、玉米和番茄的時節；秋天則可以選擇一些花椰菜、茄子和南瓜；冬天的蔬菜品種也是很多的，比如豆芽、萵苣和許多其他綠色蔬菜等。

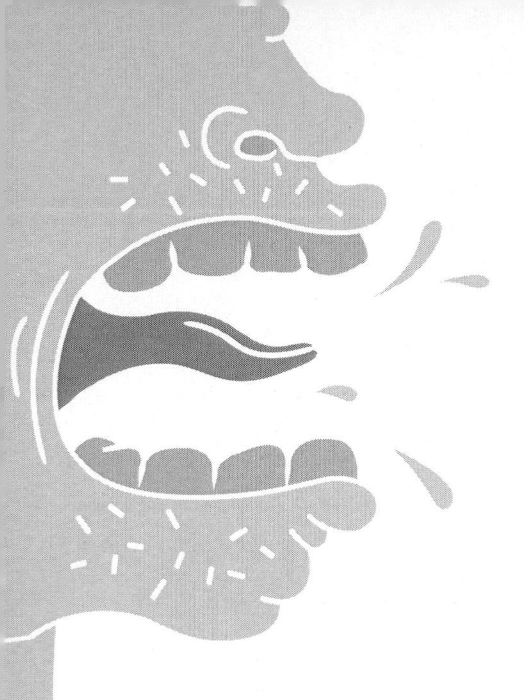

第 6 章
向運動要健康活力

你平時運動嗎？運動的多嗎？西方有句名言：騰不出時間運動的人，早晚要騰出時間生病。40 歲的男士體型剛有些變化，發福、外部皮脂增厚，腰腹開始堆積，但這一年齡段的男士還有很強的運動能力，他們健身的話可以先做有氧訓練，比如慢跑、騎單車、爬山、游泳等等。有氧運動可以鍛鍊人的心肺呼吸，給人一個健康的心臟，使人健康年輕。

交替健身效果好

交替運動，就是根據相對醫學而產生的一種新的健身觀念和方法，它可以讓人體的各系統生理機能交替進行鍛鍊，也是提高我們每個人自我保健能力一種全新的理論和措施。

交替運動主要有以下幾方面的內容：

(一) 前後交替

向前行走可以說已經在我們每個人的大腦皮層運動區早就形成了一種「定勢」。而我們想要盡力改變這一「定勢」，那麼每天就應該多做一些「向後退」的動作。這樣做不僅能夠讓你的下肢關節靈活，思維敏捷，而且還可以有效預防腰腿痛，避免 40 歲的中年人進入老年以後出現下肢活動不靈，行走不穩的情況。

除此之外，還有一些心肺交替鍛鍊、冷熱交替鍛鍊，甚至是「邏輯思維和形象思維」的交替鍛鍊等。我們可以根據自身的情況和交替運動的原則，自己去設想和創造一些適合自己的鍛鍊方式，比如堅持經常進行交替鍛鍊，那麼你的回饋、控制、調節機能都將會大大增強，身心也變得更加健康。

(二) 左右交替

就是要求人們右側肢體和左側肢體進行一種交替的運動。如果你總是用右手幹活，那麼就建議你經常用左手做一些運動，這樣就有機會活動左手。

對於這樣的建議，請 40 歲的男性朋友們千萬不要輕視。有的人說：「手是外部的『腦』，所以我們不要小看了自己的手。其實，一個小小的大拇指在支配它的大腦皮質所占的區域幾乎就是整個大腿所占區域的 10 倍。由於一般人很少用左手，這樣大部分的右側大腦皮層就被我們 「荒蕪」著，反之亦然。

在美國，曾經有一位 80 多歲老人，他從小就是一個「左撇子」，進入老年之後不久，他就患上了左耳重聽（耳聾），以及左眼白內障。

雖然先後進行了多種藥物的治療，但是都沒有奏效，最後，這位老人接受了一位神經科醫生的建議，把左手做事改成了右手做事。由於他堅持右半身的肢體活動，並且還經常用右手玩健身球，沒過多長時間，他的左耳逐漸恢復了聽力，白內障也開始慢慢痊癒了。

（三）上下交替

人類的逐漸直立行走形成了手足的分工，這雖然在一定程度上是一種進步，但是一方面也為我們帶來了消極的影響。比如：雙足的精巧動作機能逐漸遲化，支配雙足的大腦皮層機能也開始逐漸出現退化。為此，人的機動性、靈活性、敏捷性，以及對外界的反應能力都開始隨之降低。

上下交替運動除了要堅持上肢的活動之外，還特別要求我們經常活動「腳趾」，用自己的腳趾去做一些精巧的事情，比如用腳趾夾取東西，或者是根據自己的身體情況酌情做一些倒立動作，這樣都能夠增強你的機敏性，有效減少腦血管疾病的發生。

（四）體腦交替

體腦交替要求人們一方面進行體力鍛鍊，比如跑步、游泳、爬山等，而另一方面又要進行腦力的鍛鍊，比如棋類活動、智力遊戲、背誦詩詞或唱歌等。這樣，不僅能夠增強我們的體力，還能夠讓我們的腦力經久不衰。

（五）動靜交替

動靜交替要求人們一方面不斷地進行體力和腦力的活動鍛鍊，而另外一方面則要求我們每天抽出一定的時間，讓自己的體腦都安靜下來，比如，可以讓我們的全身肌肉放鬆，站、坐、臥的姿勢都可以，透過這樣的方式去掉頭腦當中的一切雜念，把意念集中在自己的肚臍，這樣做就可以有效調節我們人體的全身臟器活動。

中年運動要記住「五戒」

俗話說：「生命在於運動」，從這句話我們不難看出運動的重要性。特別是對於中年人而言，由於身體各項機能開始逐漸下降，身體開始發福等各方面的原因導致中年人運動起來需要注意的事項是比較多的，下面就為大家介紹中年人在運動的時候需要注意的「五戒」。

（一）戒負重練習

對於中年人而言，肌肉開始出現萎縮，肌肉的力量也明顯減退；神經系統反應也開始變慢，協調能力不好，所以對於刺激的反應時間就會延長。此時，我們應該選擇一些動作相對緩慢柔和、肌肉協調放鬆、全身都能夠得到有效活動的運動，例如步行、慢跑等。

（二）戒屏氣用力

在平時，我們的胸膜腔內的壓力要低於大氣壓，也稱為胸腔負壓，這樣的壓力有利於靜脈血液流回心臟，但是當我們屏氣的時候，胸腔內的壓力會驟然升高，讓血液回心不暢，心臟的輸出量減少，因而腦的血液供應也減少，所以很容易發生頭暈、目眩，嚴重的人甚至還會發生昏厥。

當我們屏氣完畢的時候，血液又會驟然大量回心，這就讓心臟的輸出量驟增，血壓上升，大腦的供血也會猛然增加，非常容易發生腦血管疾病的意外。所以，中年人在運動的時候，一定要注意呼吸的順暢自然，最好不要屏氣用力。

（三）戒激烈競賽

有一些比較激烈的運動專案對於中年人來說已經不合適了，一方面由於中年人的各器官功能開始下降，體力也開始下降，協調反應能力都不如年輕人了，所以劇烈運動很容易發生損傷；另外一方面，激烈的競賽很容易讓情緒過分激動，誘發意外。

（四）戒急於求成

活動量過大或者是增加過快往往是中年人發生意外損傷的主要原因。中年人由於生理功能的降低，對於體力的負荷適應能力比較差，所以在運動的時候需要較長的適應階段。人從 30 歲開始，年齡每增長 10 歲，對於負荷的適應時間大約會延長 40%。所以，40 歲男性在鍛鍊的時候，一定要循序漸進，特別是對具有一定運動量的負荷要先慢慢進行適應，之後再去慢慢增加活動量，千萬不要操之過急，讓活動量負荷過大。

（五）戒頭部位置變換

這裡主要是說：前俯後仰、側倒旁彎、各種翻滾、頭低腳高、腳朝上的倒立等。因為這樣的動作會讓血液向頭部流動，由於中年人的血管壁變硬，彈力不是很好，一旦經受不住的話，很容易發生血管破裂，從而造成腦溢血，嚴重者會危及到生命。

總而言之，運動是一種非常好的健身方式，但是對於中年人來說，運動健身一定要多多注意。

堅持爬山，征服衰老

爬山健身，在最近這幾年中，逐漸成為很多中年男性鍾愛的運動項目。不管是酷暑還是嚴寒，每天清晨 5 ～ 7 點，都可以看見很多中年朋友在攀登著高峰。

（一）征服山峰，就是征服自己、征服衰老

每一個人都希望自己每天能夠生活的愉快、健康，現在很多中年人都選擇去爬山，不僅能夠登高遠眺，還能夠展現自己的風采。

可是，很多中年人由於工作繁忙，家務纏身，離不開；還有的中男人害怕爬山，把其視為畏途。

其實，選擇爬山這種運動，首先就要征服自己，努力消除心中一些不必要的顧慮。相信只要你跨出了第一步，你就會逐漸對爬山感興趣。

在山裡，我們遠離了城市的喧囂，感受著大自然空氣的新鮮，風景的優美，可以說真是一種健康的運動和休閒方式。

（二）爬山鍛鍊腳力，鍛鍊心肺功能

俗話說：「人老先從腳上老。」如果一個人的腳有勁，能跑、能跳、能走，那麼也就不容易衰老。其實，如果從練腳勁上來說，那麼爬山的效果是最好的。

（三）開闊胸懷，心情愉快

爬山的時候，需要我們一步一步往上爬，需要我們一個階梯一個階梯地移步，爬上去之後，還需要我們一步一步走下來，可以說這個過程是非常艱苦的。但是，當你爬到山頂，用你的雙腿征服了一座山峰又一座山峰的時候，你會感受到無比的興奮、快樂和滿足。這對於開闊我們的心胸，保持旺盛的精力是非常有幫助的。

基本的抗衰老鍛鍊方式

對於一個喜歡運動的人而言，他肯定是肢體靈活、精神健旺；而對於一個不喜歡運動，長久不動的人而言，肯定是四肢無力、精神困倦的。

透過運動能夠有效增強我們的體力和精力，保證我們的健康，特別是對於中老年人來說，更能夠起到很好的作用。

根據一份研究發現，40 歲的運動型男子則能夠保持和 30 歲的男子同樣的血壓、體重和有氧能量。40 歲的中年男子每星期進行 3 ～ 4 次，每一次半個小時左右的快走，就能夠將自己的生理時鐘往回撥大約 10 年。

日本可以說是世界上首屈一指的長壽國家。那麼日本人為什麼能夠如此長壽呢？這一直以來都是一個謎。

東京醫科大學的專家透過幾十年的研究發現，日本人長壽的祕訣就在於運動，並且根據堅持進行運動鍛鍊的經驗來制定自身的「抗衰老運動處方」。

（一）步行

每個星期進行一次，要求在 10 分鐘的時間內走完 1200 公尺的路程，但是對於一些關節炎患者，以及血壓高於 200 毫米汞柱者和腦血管意外後遺症者就沒有必要限制時間了，只要隨意走完 120 公尺米即可。但是一定要記得把脈搏控制在 100 次 / 分之內。有一些中年人不喜歡步行，則可以改成 500 公尺慢跑，或者是騎自行車 5 公里。

(二) 廣播體操

在舒緩音樂的環境中，我們每天練習 15 ～ 20 分鐘，就可以達到鍛鍊軀體柔軟性的作用。

(三) 排球運動

每天鍛鍊 15 ～ 20 到分鐘，則可以鍛鍊我們的瞬間反應能力。

(四) 肌肉、關節的屈伸運動

每週 2 ～ 3 次，每次半小時。用任何方式都可以，比如進行擴胸、伸展、轉體運動等。這樣的運動能夠鍛鍊我們的敏捷性和適應性，還可以有效預防肌肉萎縮、關節僵硬、攣縮等病症。

(五) 傳球運動

可以用籃球，或者是排球，傳球運動需要三個人以上，由慢漸快地互相傳球，每天 10 ～ 15 分鐘，此運動能夠有效鍛鍊我們對於外界事物的反應能力。

除此之外，再向的大家介紹一種抗衰老「金字塔」的鍛鍊方式。

在 1996 年，美國運動醫學會、美國國家疾病控制和預防中心要求所有的美國人每天要進行 30 分鐘的中等強度的運動，與此同時還提出了金字塔的鍛鍊方式，以便更好地增強體質，預防疾病，抵抗衰老。

(一) 操作方法

1. 要求靜態生活的人首先制定的目標是每天能夠有常規的進行 30 分鐘的生活運動，包括伸展運動，例如散步，不乘坐電梯，而是選擇走樓梯，打太極拳，適當練練氣功等。
2. 增加有規律的娛樂休閒活動，主要以有氧運動為主，包括快走、騎自行車、游泳、慢跑、跳繩、踢毽子、體操等，每週進行 3 ～ 5 次。
3. 每週進行 2 ～ 3 次的柔韌性和力量性的訓練，包括啞鈴操、瑜伽、跳舞、高爾夫、保齡球、網球等。
4. 盡快減少看電視的時間，如果上下班的路程不上是太遠，那麼就盡量不要開車，更不要長時間坐在電腦前面。

(二) 適宜群眾

這一運動適合各年齡段的群眾，尤其是 40 歲左右的中年男人，以及一些體質較差的人，亞健康患者和缺乏運動的人。

(三) 健身功效

能夠有效保護心臟和肺臟；強化肌肉組織，防止肌肉力量的流失；有效增強骨骼的彈性，大力緩解關節的疼痛；更能夠增加我們自身的平衡性與靈敏性；塑造我們的脊柱健康，防治背痛。

需要特別提醒大家注意的是，我們進行有氧運動最好能夠每隔一天進行一次，並與肌肉練習交替進行。

在進行伸展運動的時候，應該在鍛鍊之前，或者是鍛鍊之後進行，可以先做一些基本的伸展運動，之後再進行全身的伸展運動。

不要為不運動找藉口

對於喜歡運動的人來說，喜歡的理由只有一個，就是喜歡。可是對於不喜歡運動的人來說，卻可以找出成千上百個理由。但是不管怎麼樣，運動對於保持健康的體魄，維護身體的健康確實有著很重要的作用。

作為 40 歲的中年人，如果不希望自己過早老去，還想擁有年輕人的朝氣和活力，那麼從現在開始，就不要為不運動找藉口了，從現在開始就讓自己運動起來吧。

其實，對於運動的好處，相信大家都知道，可是就是有很多人不為所動，或者只是心想而不去行動，下面就總結一下中年男人們為了拒絕運動給自己找的那些藉口。

(一)「我沒時間」

這可能是我們為了拒絕運動，使用的最為普遍的藉口了。誠然，現如今我們的生活節奏是很快的，但是再快也沒有到擠不出任何時間運動的地步，美國的健身專家曾經說過：「你要把運動歸入你的日常起居當中，而不是作為一項額外的活動。」

如果你現在的經濟條件允許的話，你完全可以請一位私人教練，這樣就會有人每天監督你，督促你。當然，你還可以選擇在家看電視的時候走走跑步機，或者是在沙發上面做一些簡單的瑜伽動作。不管怎麼說，我們都應該把鍛鍊的習慣當成是對自己健康的一種投資。既然是投資，那麼前期的投入越多，等到後期所得到的紅利也就越多，如果你能夠這樣想，相信你會擠出更多的時間去進行鍛鍊。

（二）「我不想練得渾身都是肌肉」

很多中年男人不喜歡渾身長滿肌肉，覺得那樣不真實，其實把渾身都練出肌肉可沒有我們想的那麼容易。即便是經常從事力量的訓練，可能你也無法長成健美運動員那樣的身型，因為這當中還需要有睪丸激素的推助才行。事實上，根據最近的一項調查研究顯示，在健身的時候，將負重或者是阻力加大，重複次數減少，每週進行兩到三次這樣的練習，反而能夠讓自己更好的減重。

（三）「鍛鍊之後會食慾大增，我不想繼續發福」

不得不承認，每當鍛鍊完之後，我們的胃口會變好，由於消耗增加，自然需求也會增加。

但是，並不是所有增加食慾的方式都是需要用大魚大肉來填充的。營養學家兼運動生理學家為此還特意提出了這樣的建議：「在補充食物之前，不妨先補充水分，因為在很多時候你覺得自己餓，其實只是你渴了，大腦在有的時候會把這兩種感覺混淆。

除此之外，當我們真正需要吃東西的時候，也盡量吃一些富含纖維的食物，比如蔬果、全麥製品和堅果，因為它們的能量低，而且還容易讓我們有飽腹感。

根據最新的一項研究發現，比起一些運動飲料，牛奶才是更能夠促進脂肪燃燒和肌肉生成的飲品，再加上牛奶本身很耐消化，所以我們不妨在運動之後喝一杯牛奶，不僅能夠很好地燃燒你的脂肪，還能夠及時安撫身體，補充消耗的鈣質。

(四)「健身太貴」

也許這是一種情況，特別是去健身房健身的話，是需要一定開支的。但是這絕對不能夠成為我們不健身理由。

現如今，很多社區都修建了給居民鍛鍊的設施，城市當中還有很多開放的公園和綠地，而且，在富含氧氣和負離子的公園裡面進行運動，效果要遠遠超過和左鄰右舍大口爭奪氧氣的健身房。

如果你喜歡一個人呆在家裡，那麼在網路如此的發達的當下，你完全可以在網路上面找到數不清的健身影片來參考。

其實，健身活動只要你有心，哪裡都是健身房，哪裡都可以健身。

(五)「運動對我沒有效果」

這樣的話通常是出自那些之前參加過健身，但是中途因為沒收到效果而放棄的人。其實，關鍵問題是你要先弄明白自己希望透過健身獲得一個什麼樣的效果，之後我們再根據目標進行針對性的練習。

我們每一個人都有屬於我們自己的運動方式，但是不管怎樣，在增強體質和鍛鍊心肺功能方面，運動的效果對於我們每一個人來說都是毋庸置疑的。

選擇適合你的運動方式

當很多人下定了決心開始鍛鍊身體的時候，面對著五花八門的健身專案，真的一下子會有無所適從的感覺。其實，真正的鍛鍊一定要因人、因時、因地而異，並且還要根據年齡、性別、性格、健康狀況、職業特點等，選擇不同的運動項目。

(一) 腦力勞動者最好能進行室外健身

我們在選擇健身專案的時候，一定要與自己的工作和生活密切相關。

大家都知道，腦力勞動者一般以坐為主，由於頸部長時間向前彎，流向腦部的血液非常容易受到限制，容易出現頭暈腦脹的情況。而且，長期使用電腦的人更容易患上神經衰弱。

所以，對於腦力勞動者的體育鍛鍊就是應該是進行積極性的休息，為此腦力勞動者最好能夠在室外健身，充分利用陽光和新鮮空氣的保健作用，比較合適的項目有散步、慢跑、游泳、廣播體操、太極拳、氣功。

有一些腦力勞動者認為，自己多做一些體力勞動，也就等於是鍛鍊了。其實，體力勞動是不能夠代替體育鍛鍊的。

因為體力勞動會長時間保持某種固定的姿勢，或者僅僅只是身體的某些肌群在活動，反而更容易產生局部的疲勞、勞損，甚至職業病。

(二) 性格不同的人，鍛鍊專案不同

心理學家研究發現，不同的運動項目，對於心理所起到的作用是不同的。進行一些針對性的健身運動，能夠有效糾正性格方面的缺陷，改善心理和精神狀態。

對於膽小、害羞、性格靦腆的人來說，應該多去參加游泳、溜冰等項目。因為這些活動能夠培養一個人克服膽怯、戰勝困難的精神。

而對於性格孤僻的人來說，最好不要進行獨自的運動，建議可以選擇足球、籃球、排球、拔河等一些團隊性質的項目。只要能夠長期堅持參加集體項目，就可以增強自身的活力，逐漸改變自己的孤僻性格。

對於容易焦慮的人可以選擇乒乓球、網球、羽毛球等項目。因為這樣的專案需要運動者的頭腦冷靜、思維敏捷、判斷準確。

對於衝動急躁的人，則可以選擇象棋、太極拳、氣功、長距離散步、游泳等項目。這些活動多屬於靜態運動，需要一個人單獨完成，而且不容易帶來情緒方面的過度波動，非常有利於調節神經，增強自我的控制能力。

（三）選擇運動也要參考身體情況

我們在選擇專案的時候，還必須要根據自身的身體狀況。由於每個人的健康水準是不同的，那麼適合的運動項目自然也是不同的。

體質弱者，可以選擇太極拳、氣功、八段錦及徒手操等。如果是患病的人，則應該在醫生的指導下選擇適宜的項目。

對於病癒初期的人，可以選擇散步，當病情逐漸好轉，身體恢復之後，可以再去選擇其他項目的鍛鍊，而且還可以逐步提高運動的密度和強度。

散步是一種「長壽運動」

散步可以說是一項最為常見的體育運動，不僅安全可靠，又很容易施行。散步能夠有效鍛鍊人的意志，增強體質，對於延年益壽具有很大的好處。

在我國的民間一直以來也都流傳著不少有關散步的諺語，比如「飯後百步走，活到九十九」;「飯後三百步，不用進藥鋪」，等，這些都說明了散步是一項能夠讓人長壽的運動。

概括起來，散步的好處主要包括以下幾個方面：

（一）提高大腦的分析能力與反應能力，提高大腦的工作耐久力

散步有益於心臟系統的健康，能夠讓心肌發達，增強心臟的收縮力量，增加心臟的排血量，這樣一來就為參加重體力勞動和體育活動儲備了大量的能量。

經常散步還能夠增加血管壁的彈性，有很多 40 歲左右的高血壓以及合併冠心病的患者，在經過了一段時間的散步之後，血壓就能夠有效下降，而冠心病的症狀也會明顯好轉。

（二）提高呼吸系統的功能

散步能夠加強呼吸肌的運作，使肺活量增加，讓肺內的氣體保持一種良好的交換。

散步還能夠讓血液當中的白細胞、紅細胞、血紅蛋白增加。紅細胞和血紅蛋白增加，這樣就能夠提高體內的營養水準和代謝能力。

（三）散步消耗多餘脂肪，降低膽固醇

散步被人們稱為是一種穩妥，而又不用花錢的減肥方式。已故的武俠名家金庸先生，每天就堅持繞圈散步，走 45 ～ 50 分鐘。但是，金庸先生的散步並不是步伐緩慢的散步，而是要達到有急促呼吸的急步，直到全身出汗為止，如果外面的太陽太大，他則會在家裡的健身單車上面騎上 30 ～ 45 分鐘。

世界著名的科學家愛因斯坦一直都是惜時如金，但是他依舊會每天抽出一定的時間進行體育活動。

有一次，愛因斯坦去比利時訪問的時候，國王和王后準備隆重地歡迎這位傑出的科學家。於是就在火車站上面張燈結綵，官員們都身著禮服站在車站迎接，可是等到旅客都走沒了，也沒有見到愛因斯坦的影子。

原來，愛因斯坦提著皮箱，手中拿著小提琴，從前面的一站下車，一路步行去了王宮。

王后問他為什麼不乘火車到達終點站，非要自己徒步受累呢？愛因斯坦卻笑著回答說：「王后，請您不要見怪，我一直都非常喜歡步行。它給了我無窮的樂趣。」

其實，散步也是有一定講究的。下面就像大家介紹幾種適合中年人的散步方法。

(一) 普通散步法

散步的速度以每分鐘 60 ～ 90 步為宜，每次 30 ～ 40 分鐘。適合患有冠心病、高血壓、腦溢血後遺症、呼吸系統疾病的中年人。

(二) 逍遙散步法

中年人在飯後進行緩慢的步行，每次 5 ～ 10 分鐘，能夠達到舒筋骨、平血氣，有效調節情緒、醒腦養神、增強記憶力的作用。

(三) 快速散步法

散步的時候，要挺胸、闊步向前走，每分鐘 90 ～ 120 步，每次 30 ～ 40 分鐘。非常適合慢性關節炎、胃腸道疾病恢復期的中年患者。

(四) 定量散步法

也就是按照一定的特定線路、速度和時間。走完規定的路程。在散步的時候，主要以平坦的路面和爬坡攀高交替進行為主，做到快慢相互結合。這對於鍛鍊中年人的心肺功能是大有好處的。

（五）擺臂散步法

散步的時候，兩臂隨著步伐的節奏做一些較大幅度的擺動，每分鐘 60 ～ 90 步。這樣能夠有效增強骨關節和胸腔的功能，有效防治五十肩、肺氣腫、胸悶，以及中年的慢性支氣管炎。

（六）摩腹散步法

在散步的時候，兩手掌旋轉按摩腹部，每走一步就按摩一周，正反方向交替進行。每分鐘 40 ～ 60 步，每次 5 ～ 10 分鐘非常適合患有慢性胃腸疾病，以及腎病的中年人。

（七）倒退散步法

在散步的時候雙手叉腰，兩膝挺直，先向後退、再向前各走 100 步，如此反覆進行多次，控制在不讓自己感到疲勞的時間範圍內。這樣能有效預防中年人的腰腿痛、胃腸功能紊亂等症。

總之，散步對於健康來說具有很好的效果。如果能夠堅持不懈地按時散步，讓自己的身體活動起來，那麼就能夠讓機體的呼吸、循環、消化、神經、內分泌、肌肉骨骼造血系統等身體器官得到一種自然的刺激，能夠讓中年人保持旺盛的精力，而且還可以發揮各器官的正常功能，對於增進人體的健康有著巨大的幫助。

運動後不做五件事

大多數男性都非常喜歡運動，可是卻不知道如何進行保養。下面就為大家介紹一下運動之後千萬不要去做的 5 件事：

(一) 不能立即休息

當我們在劇烈運動的時候，人的心跳會加快，肌肉、毛細血管擴張，血液流動不斷加速，與此同時肌肉會有節律性地收縮，從而擠壓小靜脈，讓血液加速流回到心臟。而這個時候如果立即停下來休息，肌肉的節律性收縮可能就會停止，原先流進肌肉的大量血液在這個時候就不能夠透過肌肉收縮流回心臟，從而造成血壓降低，會出現腦部的暫時性缺血，進而出現心慌氣短、頭暈眼花、面色蒼白等現象，嚴重的話甚至會出現休克昏倒等症狀。

(二) 不要馬上進行洗浴

劇烈運動之後，人體為了保持體溫的恒定，在皮膚表面的血管就會擴張，汗孔張大，排汗增多，方便我們的散熱，而這個時候如果洗冷水浴就會因為突然的刺激，讓血管立即收縮，從而血液循環阻力加大，與此同時機體的抵抗力降低，人是非常容易生病的。而洗熱水澡的話，可能就會繼續增加皮膚內的血液流量，造成血液過多地流進肌肉和皮膚當中，導致心臟和大腦的供血不足，輕者會出現頭昏眼花，重者可能會虛脫休克，而且長期這樣還很容易誘發其他慢性疾病。

(三) 不應暴飲止渴

當我們在進行完劇烈運動之後，往往會出現口渴的情況，這個時候有的人就開始暴飲涼開水或者是其他飲料，其實這樣是不對的，這樣會加重胃腸負擔，讓胃液稀釋。不僅會降低胃液的殺菌作用，而且還會妨礙人體對食物的消化。此外，如果喝水的速度太快，還會讓血容量增加過快，突然加重了心臟的負擔，引起人體內的鉀、鈉等電解質發生一系列的紊亂，很容易出現心力衰竭、胸悶腹脹等情況。

(四) 不宜大量吃糖

很多男性在劇烈運動之後，覺得多吃一些甜食或糖水會感到非常舒服，為此就養成了在運動之後多吃甜食的習慣。其實運動之後過多吃甜食會讓體內的維生素 B1 大量消耗，很容易讓人感到倦怠、食慾不振等，非常影響我們的體力恢復。所以，劇烈運動之後，我們應該多吃一些含有維生素 B1 的食品，比如蔬菜、肝、蛋類等。

(五) 不能飲酒解乏

當人體在劇烈運動之後，身體機能都會處於一種高水準的狀態，而在這個時候喝酒就會讓身體更快地吸收酒精成分，從而高速進入血液，對肝、胃等器官的傷害是很大的。如果長期在劇烈運動之後喝酒，很容易引發脂肪肝、肝硬化、胃炎、胃潰瘍、癡呆症等疾病。

除此之外，運動之後喝酒還會讓血液當中的尿酸增加，讓關節受到很大的刺激，很容易引發炎症。

最佳運動是走路

醫學之父希波克拉底曾經說了一句話，一直流傳了 2400 年。他說：「陽光、空氣、水和運動，這是生命和健康的源泉。」生命和健康，都離不開陽光、空氣、水和運動，也說明運動和陽光一樣。

我們都知道奧林匹克運動的故鄉是希臘，而在古希臘的山上的岩石上面刻有這樣的話：「你想變得更加健康嗎？那麼就跑步吧；你想變得的聰明嗎？你就跑步吧！」其實這就是在說跑步能夠讓人健康。

那麼到底是什麼運動最好呢？走路。走路可以說是世界上最好的運動。而它的健康效果絕對不比高爾夫球、保齡球、游泳差，而且還不是其他運動所能夠代替的。

其實我們人類就是花了 300 萬年，從猿進化到人的，整個人的身體結構就是為走路設計的。而且經過大量的科學研究，1992 年世界衛生組織提出：最好的運動就步行。現如今，僅北美洲每天就有 8000 萬人參加步行運動。而在歐洲，步行運動、徒步旅行現如今早就成為了現代人追求的一種生活時尚。

實際上，在上世紀 20 年代初，心臟病學之父美國人懷特就第一個提出了步行對人體健康有特殊的好處，提倡和建議健康的成人應該把每天的步行鍛鍊作為一種規律性的終生運動方式。

根據最新的研究發現：步行能夠有效逆轉冠狀動脈硬化斑塊的狀況，非常適合中老年人。而且，步行還可以有效地預防糖尿病，研究表明：每週進行三次步行，糖尿病的發病機會就會比不運動要減少 25%；而每週步行四次的人，則要減少 33%；每週步行五次的人會減少 42%。如果每一次步行 3 公里左右，那麼糖尿病的平均發病率將會減少 30% ～ 50%。

不僅如此，步行還能夠明顯讓我們的體型健美，步行可以讓脂肪減少，幫助肥胖者減肥，步行能夠讓瘦者肌肉增加，變得健壯。

曾經有一組中年婦女在透過了 8 周的運動鍛鍊之後發現，在這 8 周的運動鍛鍊過程中，參加者平均減少了 6 公斤的脂肪，肌肉增加 3.6 公斤，體重平均下降了 2.4 公斤。

其實，更重要的是步行能夠改善神經系統功能，特別是平衡功能的改善。

那麼，到底應該怎麼去進行步行呢？請大家記住三個原則、三個字。三個原則是：有恆、即持之以恆；有序，循序漸進；有度，適度運動。而三個字是：三、五、七。

什麼是「三」呢？就是說一次最好步行 3 公里，能夠在 30 分鐘以上，當然分次也可以。

什麼是「五」呢？也就是在一周至少要運動 5 次。

什麼是「七」呢？這其實是指適量運動，因為過分運動不僅不能夠幫助健身，還會造成身體的傷害。

如果身體好，那麼則可以多走一些；身體條件差，就要少走一些，運動一定要量力而行。

游泳，讓健身效果翻一番

游泳一直以來都是男性最喜歡的運動項目之一，正確地進行游泳鍛鍊，不僅能夠給我們帶來莫大的樂趣，而且透過力量訓練、耐力訓練、協調性訓練、速度訓練，還能夠讓身體機能協調發展，充分展現游泳運動的流暢和柔美。

除此之外，游泳還能夠增強心血管機能、呼吸機能，體質等，所以，游泳是一項可以終身參與的鍛鍊健身項目。

想想你當初剛剛學習游泳的時候，你肯定還記得最初自己總是在水中胡亂拍打、掙扎，即使你努力往前遊，可是好像還是在原地打轉。而到了後來，你逐漸放鬆了自己的身體，這個時候，你就會發現，自己真正學會了游泳。

在工作之餘，我們不妨到游泳館去釋放一下工作了一天的壓抑，緩解身心疲勞。

水是有靈性的，它能夠洗去你渾身的灰塵，更能夠沖走你心中的不快。如果你的心情煩悶，那麼你可以在游泳池當中使出全身力氣，快速前游，讓自己在喘息當中把心中的不快釋放出來；如果你生活感到壓力巨大，那麼請你來一個仰式，讓自己浮在水面上，把壓力全部放到身下；假如你心情不錯，那麼不妨就來一個自由泳吧。

當然，如果你是一個初學者，那麼你就需要先瞭解一些游泳的基本常識，準備一些必需品。

游泳的用具相對比較簡單，主要有：泳衣、泳帽、泳鏡、耳塞、浮漂和鼻夾等。一套合適的泳衣對於游泳是非常關鍵的，泳衣過大，就容易吃水，從而加大身體的負擔和游泳時候的阻力。

泳帽則能夠有效防止頭髮的散亂，保護頭髮，而且還有利於自身和池水的衛生。

泳鏡和耳塞主要是為了防止眼耳進水，避免由於進水而出現的一些炎症。泳鏡還能夠幫助初學者糾正在水中不敢睜眼的毛病。

浮漂主要是初學者自備的救生工具，在使用之前應該檢查一下，看一看是否漏氣，防止事故的發生。

在游泳的時候，抽筋是比較容易出現的一種情況，當游泳的時間過長，在水中用力過大，都很容易引起抽筋。而這個時候，游泳者首先要保持鎮靜，一邊呼救，一邊自救。發生抽筋的時候，應該盡快上岸休息，並且注意給身體保暖，以防止再抽筋，當然，有條件的話可以適當補充一些鹽水。

我們在初學游泳的時候，除了需要掌握一些游泳的基本方法之外，還應該大膽下水嘗試，一個站在岸上的人，是永遠學不會游泳的，到頭來只能夠成為「旱鴨子」。就好像塞姆·斯裡克所說：「千萬不要站在岸上膽戰心驚，大膽地跳到水裡，你就可以遊過去。」

游泳能夠讓我們放鬆身心，還能夠讓我們想通很多事情。當我們閒來無事的時候，生活壓力太大的時候，不妨到游泳館去呆上一會，相信你帶著壓力與煩惱走進去，一定會無事一身輕地走出來。

風靡全球的健身跑步

健身跑步是一種較長時間，較長距離，慢速度的有氧鍛鍊方式，而且被稱為是最有效的有氧減肥運動！

健身跑步的運動方式非常簡單、很容易掌握，男女老少都可以參加，並且還不會受到場地、器材的限制，比如，我們可以在田徑場、公路、樹林、公園，甚至是田間的小路等地方進行練習，而且這更是適合在春天普遍開展的體育活動項目之一。

我們想一想，如果能夠在春天的戶外，舒展全身的筋骨，享受清新的空氣，這是多麼一種放鬆和享受的感覺！

作為有氧運動，健身跑步能夠有效消耗脂肪，從而幫助我們保持一種優美的體型。而經常參加健身跑步，還能夠有效改善人體的生理機能，從而增加心臟的工作能力，改善神經系統的功能，提高肌肉的工作耐力，甚至還能夠促進骨骼的生長發育，延緩衰老。

進行健身跑步鍛鍊需要注意以下幾個方面：

（一）做好跑步之前的準備活動

在進行運動之前，做一些準備活動能夠讓身體從一種相對安靜的狀態逐步過度到運動的狀態，提高中樞神經系統的興奮性，以及肌肉的活動能力，讓我們的身體能力逐步適應運動。

（二）掌握好運動強度是健身跑步的關鍵

健身跑步並不像比賽那樣屬於大強度的運動，但是，也要有一定的運動量和運動強度，因為只有這樣才能夠刺激身體，達到健身的目的。

比較方便的辦法就是透過我們的心率來掌控，在跑步過程中，自己按住手腕的脈搏就能夠大概估算出我們的心率。每分鐘的心率應該控制在 220 減去年齡之後的 60 ～ 80% 的範圍內，而這則是比較適宜的有氧運動強度。

比如有一位 40 歲的跑步者，他的適宜心率範圍應該在 108 ～ 144 次 / 分內。

在跑步結束之後，還有必要做 3 ～ 5 分鐘的調整活動，此時一定要注意配合好深呼吸，只有這樣才能夠讓我們身體的各器官從一種運動狀態逐步恢復到相對安靜的狀態。

對於經常進行健身跑步的人來說，能量的需求就要比不經常運動的人要高出大約 25% 左右，與此同時，為了避免在運動過程中出現肌肉過度緊張的問題，保持合理的營養攝入就顯得非常重要了。

營養師建議：在健身跑步過程中，一定要注意補充含低聚糖的飲料以有效彌補身體對水分、維生素、礦物質的需求，尤其是在跑步結束之後，我們應該補充優質的蛋白質和維生素、礦物質，這樣才有利於肌肉快速恢復、中和體內的酸性環境。

大家都知道水是生命之源，在運動過程中，人體對於水的需求會迅速增加，因此，在健身跑步的時候，如果能夠隨身攜帶一瓶專業的運動飲料，這將是一個不錯的選擇。

運動飲料不僅能夠及時補充身體的水分，其中所含有的適量的糖分還能夠給我們的運動提供充分的能量，保持運動的持續進行，在跑步之前、進行中、以及跑步之後，適量的飲用，都能夠有效免身體產生過度的疲勞。

剛剛跑完步，我們的身體可能並沒有什麼太大的反應，但是在過了12～24小時之後，我們的身體肌肉就開始出現痠痛的現象，尤其是腿部的肌肉反應是比較明顯的。這是因為運動造成了人體當中環境的變化，與此同時，肌肉細胞也出現了細微的損傷，所以，為了能夠有效減輕運動之後的肌肉痠痛症狀，我們可以在運動之後注意及時補充糖分。

補充糖分除了透過運動飲料之外，還可以透過一些更加有效的方式來進行補充，比如能量棒。

能量棒是一種固體的食物，成分主要是以碳水化合物為主，其中還含有一定量的優質蛋白質，體積非常小，很容易攜帶，非常適合戶外運動者使用。

運動和營養雙管齊下

運動和營養可以說是維持與促進我們人體健康發展的重要因素。運動不僅能夠增強我們的機體活動能力，保持我們身體的活力，還能夠讓我們擁有年輕的精神狀態；而營養素則是構成我們機體組織的物質基礎，更是我們每一個人擁有生命力的必要物質。只有把營養與運動進行合理而科學的配合，才能夠更有效地提高我們的健康水準。

(一) 運動時的營養素供給

1. 碳水化合物

這是我們在運動的時候所需要熱能的主要來源，它產生熱量很迅速，消耗體內的氧氣很少，非常適合在短時間內，高強度運動之後進行補充。而在食物方面則可以選擇大米、面、馬鈴薯、山藥等。

2. 蛋白質

這是製造細胞、肌肉的重要原料。對於我們的神經活動能夠產生良好的影響，不僅可以增加神經系統的活動能力，還能夠有效提高運動者的反應性、敏捷性。日常生活中常見的蛋類、乳類、魚類、雞肉、鴨肉、牛肉、豆類當中都含有豐富的蛋白質。

3. 維生素 C

維生素 C 能夠有效提高人體的工作能力，增強耐力，有利於我們的身體承受一些高強度的訓練。如果我們在平時能夠多吃一些綠葉蔬菜、水果等，那麼就可以有效避免維生素 C 的缺乏。

4. 維生素 B1

有利於增強我們的肌肉活動，減輕運動者的疲勞感。維生素 B1 一般多存在於穀類、豆類、蘑菇及其他一些蔬菜當中。

5. 維生素 E

能夠增強人體運動的功能和神經系統的耐力，並且它廣泛存在於自然界的植物和其他一些植物油當中，比如芝麻、花生、芝麻油、花生油中的含量都是比較豐富的。除此之外，蛋類，以及蔬菜當中也都含有少量的維生素 E。

6. 微量元素鎂和鐵

如果人體缺少鎂，那麼就會影響運動功能的發揮，很容易造成運動者的意外傷害，比如腿部抽筋、突然昏厥、心跳驟停等。

因此，運動量增大的時候，我們需要多搭配一些含鎂豐富的食物，比如黃豆、蠶豆、豌豆、豆腐皮、蕎麥麵、小麥、玉米、高粱、薺菜、紫菜、核桃、芝麻醬等。

同樣，強大的運動量也離不開鐵元素。如果鐵供給不足，並且出現消耗過多的情況，就會發生缺鐵性貧血。所以，我們在平時要注意多吃一些含鐵豐富的食物，例如動物的肝臟、瘦肉、蛋、海帶、木耳、豆製品、芝麻醬等。

(二) 運動前的三餐準備

1. 早餐推薦

為了能夠有效增加我們身體的水儲備，建議早晨可以喝一杯果汁，外加一些熱飲。為了儲備一些糖源，我們則需要補充碳水化合物，可以在吃麵包的時候抹一些果醬，或者是其他含糖的穀類食品，也可以適當補充一些乳製品。

2. 午餐推薦

米飯或者是其他含有碳水化合物的穀物類食品，都能夠讓人在運動的時候精力充沛。如果做的是增加肌肉的訓練，那麼則應該多吃一些含有蛋白質的食物，比如海鮮、低脂優酪乳等。

3. 晚餐推薦

可以選擇一些既能夠維持體力，又不會導致我們過度發胖的食物，比如穀物類、新鮮水果、綠色蔬菜等。但是需要提醒大家的是，一定要控制好飯量，因為晚上的新陳代謝速度是比較慢的，非常容易囤積多餘的脂肪。

(三) 運動食物的補充原則

1. 運動前

在運動之前的 1 ～ 2 小時之中，建議多吃一些高纖維的餅乾，或者是葡萄乾、新鮮水果等，這樣會讓我們在運動的時候更加有力量。

2. 運動中

如果運動過程中需要喝礦泉水，那麼最好能夠配合一些可以讓糖分快速被吸收的食品，比如果醬、夾心餅乾、水果乾、果凍、杏仁糕、乳製品等。

3. 運動後

在運動之後，比較適合吃一些豆製品，例如豆漿、豆腐等，另外，還需要吃一些新鮮的水果、瓜類和各種蔬菜。因為這些都是鹼性食品，能夠有效降低血液當中的酸度，幫助我們早日消除運動的疲勞感。

此外，運動之後盡量不要喝咖啡、汽水和茶。因為咖啡有利尿的作用，會讓人體內的水分代謝加快，與此同時，少吃一些肉類和油炸的食品。

要運動但不要盲動

有的人說，生命就好像是燃燒的蠟燭，燃燒得越旺盛，熄滅得就愈早。在我們的養生當中有兩大法寶：動養生和靜養生。

這兩大養生法可謂是各有利弊。按照《周易》的陰陽原理，動則生陽，靜則生陰。相對比較而言，練動功時，動則生陽，能夠增加我們的精力，從而有效提高工作效率；而練靜功時，靜則生陰，則可以降低人體的消耗，讓人的壽命延長。

動養法包括：跑、跳、走、爬、打球、游泳、騎車等；靜養法包括：靜坐、睡眠、閉目養神等。

在這裡向大家提出一個問題，到底是老虎、豹子的壽命長，還是龜、蛇的壽命長？相信大家肯定回答說是龜和蛇的壽命長。而這些事實也就告訴我們，動養和靜養一定要進行合理的安排，千萬不要偏頗了。

有的人以為拼命運動身體自然會非常強壯和健康，其實不然，運動過度的人壽命反而不會太長。

在實際生活中，為什麼老奶奶的壽命要比老爺爺的長呢？老奶奶的壽命長，除了自身的生理特點之外，還在於老奶奶平時總是喜歡靜養。

所謂靜養，就是指做什麼事情都慢節奏，比如呼吸慢，心跳慢，吃飯慢，動作慢等等，總之，在她們眼中，一切都是慢的。老奶奶們的運動也很少，而且吃得少，正是所謂的少吃少動，而且沒事就多睡覺，一句話，她們活得非常的舒服。

而慢節奏生活，就像龜和蛇一樣，節能，靜養，於是陽氣耗散比較少，陰津則保護得很好，因此能夠長壽。

但是老爺爺則相反，往往喜歡動養，不僅節奏快，包括呼吸快，心跳快，吃飯快，動作快，而且喜歡喝酒、玩牌，喜歡運動，睡得少，所謂多吃多動，雖然精力充足，但是卻不一定長壽。

生活中可能有的老爺爺也很長壽，但是卻不一定活得輕鬆。他們的特點就好像虎、豹一樣，大量耗能，結果讓陽氣耗散很多，陽氣、陰精保護得很差，因此生命的燭光往往會熄滅的很早。

由此我們可以看出，相對而言，靜養要比動養更能夠讓人長壽，但是動養對於精力卻是不錯的選擇。

而養生的最大奧祕就是動靜交替，如果僅僅只是靜養不運動這顯然是錯誤的，而如果光進行運動，不懂得適當地休息、調整，這更是不對的。

正確的養生方法應該是動靜相兼，剛柔相濟，亦動亦靜，缺一不可。

如果兩者不能夠達成平衡，可能就會出現以下的一些情況：

(一) 噁心嘔吐

噁心嘔吐可以說是運動過度的先兆，這個時候應該停止運動。引起嘔吐的原因是多種多樣的，但是大多數原因還是內臟受到了激烈的震動，神經中樞系統出現紊亂。在這個時候，我們千萬不可強撐，不然的話會出現生命危險。

(二) 神疲無力

神疲無力的時候我們要考慮是不是肝臟受到了傷害，中醫認為，肝為「罷極之本」。有肝病的人務必不要過量運動。

(三) 胸部大汗

汗為心之液，運動過度，前胸大汗，或者是伴有心慌、氣短等情況，那麼則說明身體已經發出了運動過度、心臟受到影響的訊號，此時請立即停止劇烈的運動。

(四) 過度喘息

過度喘息是肺受損的訊號，因為肺主氣、司呼吸，肺氣受損則氣粗，肺氣虛則喘息無制，這個時候也應該適當減少運動量。

(五) 頭暈心慌，眼前發黑

頭暈心慌，眼前發黑說明是心、腦供血不足，應該立即停止運動，並且坐下來休息，一定要降低頭部的位置，從而保證大腦的供血充足。

(六) 四肢無力

四肢無力是脾受損的訊號，因為脾主四肢肌肉，如果還伴有胃脹不食，那麼就更應該減少運動量了。

(七) 失眠多夢

這是心陰受損的訊號，如果有這樣的症狀，我們要減少劇烈的運動。

(八) 神情憂鬱

神情憂鬱是肝膽受損的訊號，肝膽素虛的人、運動之後情緒低落的人，都應該少運動。

(九) 腰痠尿多

腰為腎之府，尿增多，尤其是夜尿多，那麼這則是腎虛的表現，對於腎虛的人來說，不適合進行劇烈的運動。

調和陰陽的太極拳

每天進行適當的運動，這是養生的簡易方法，它最早發源於中國的太極拳，而現如今，太極拳已經在世界範圍內流傳開來，得到了越來越多的體育愛好者的青睞，當然，這也和太極拳在保健養生方面存在的獨特作用有關。

(一) 太極拳的順自然健身法則

太極拳是用自然的法則，以拳演繹天地運化之道的拳術。根據太極拳的辯證學說，在人體當中，各個系統的生理機能內部或者是機能之間，能夠透過動靜、虛實、開合、剛柔、攻守、奇正、上下、內外、左右、進退、陰陽互相進行交替，之後進行二元，或者是多元的交替運動鍛鍊，這是克服偶爾失衡的一種鍛鍊方式。

(二) 調和神經系統

練習太極拳要求能夠做到心平氣和，精神內守，一定要懂得透過意念去引導動作，每處都要柔緩圓活，速度不僅均勻，而且還要有規律。

這些要求就需要在與人體的各個肌肉群相應的運動神經中樞之間，以及運動神經中樞與植物神經中樞之間達到一種高度的協調。

我們堅持練習太極拳，對於神經衰弱、失眠、頭暈、記憶力弱，以及由神經系統功能障礙所造成的其他病症，都能夠起到很好的防治效果。

(三) 調和循環系統

太極拳是一種螺旋式的弧形運動，對於血管與淋巴系統都能夠起到良好的按摩作用，有效促進阻塞的，或者是狹小的動脈兩側的小血管分支擴張，保持氣血的順暢。

而全身肌肉的有效放鬆，又會反射性地引起血管的舒張，從而減輕心臟的負擔，讓高血壓得以下降。

經常練習太極拳還能夠有效改善心臟的泵血功能，從而降低血管的阻力和血黏稠度，對於心腦血管系統的疾病能夠起到良好的治療效果。

(三) 調和呼吸系統

太極拳運動當中的開、合、虛、實等動作，要求與我們的呼吸相結合，也就是實為呼，虛為吸。

在練習的時候，要做到氣身下沉，即「氣沉丹田」。而這樣就可以保持一種胸寬和腹實的狀態，從而能夠有效放鬆緊張的呼吸肌，有效改善肺的通氣量，從而增強肺臟的代謝功能，延緩肺腑的呼吸衰老。所以，經常練習太極拳能夠有效防治氣管炎等其他呼吸道的疾病。

(四) 調和消化系統

在練習太極拳的時候，要求我們做到呼吸深長、氣沉丹田，而這樣做才能夠有效增加膈肌和腹肌的活動幅度，對於胃腸等器官也能夠起到一定的按摩作用，進而有效增強胃腸的蠕動，促進消化液的分泌和胃腸等一系列內臟器官的血液循環，對於消化不良、便祕、慢性胃腸炎等消化系統的疾病都具有良好的預防和治療作用。

(五) 調和運動系統

在練習太極拳的時候，要求我們要做到鬆靜安舒，以意領氣，能夠用我們的意念而引發勁力。其實這樣的一種意念是在呈螺旋式運動的時候產生的，它來自於腹部，並且透過腰部的運動傳達到四肢，最後則到達手指和足尖。

長期練習太極拳，就能夠保持骨骼、肌肉應該具有的彈性和韌性，暢通經絡，非常有利於血液的通行，對於關節的變形、肌肉萎縮等病症也都具有良好的治療效果。

在太極拳的動作練習當中，掌握好以下三個特點，這才是身心放鬆的關鍵，而且也是人們一直在追求的目標。

(一) 要鬆胯

鬆胯則襠圓，下肢運轉就會變得更加靈活，進退不僵滯，腰轉自如。鬆胯不需要架勢低，架高一樣可以松，一樣能夠運轉靈活，架低胯則不鬆，運轉也變得不夠靈活。

(二) 要鬆肩

肩鬆則上肢靈活，反應快，並且氣血容易到達指尖，從而能夠有效改善微循環，達到健身強體的目的。

(三) 動靜結合

太極拳是一種內外兼修的運動，強調自然、注重養氣。《道德經》中記載：「人法地，地法天，天法道，道法自然。」我們人類不僅要征服自然，更加重要的是能夠把自己融入到自然當中，回歸於自然，以自然來養生。

棋牌能陶冶情操

棋牌可以說是集科學性、知識性、競技性、趣味性於一身，而且還是以腦力運動為主的一種活動，能夠提高我們的記憶力，鍛鍊大腦的思維能力，非常適合中老年朋友。

(一) 鍛鍊思維，啟迪智慧

玩棋牌能夠培養我們的獨立思考能力，訓練我們的思維，啟迪我們的智慧。

在遊戲過程中，對陣雙方是在完全平等的狀態下調兵遣將，逐鹿沙場的，想要獲得最後的勝利更是需要充分發揮自己的思維，發揮自己的聰明才智。而在這一過程中，參與者透過發揮主觀能動性，就可以讓邏輯性和辯證法也不斷得到增強。

在遊戲當中的每一步，都是需要我們經過不斷地判斷、推理、計算和決策的。

就拿圍棋來說，圍棋是以軍事辯證法為基礎的，需要把自己的計算能力、默記能力、分析能力、戰略戰術能夠巧妙地結合在一起，可以說對於人的智慧啟迪，有著巨大的幫助，而且還能夠鍛鍊我們的大腦，培養我們的心智。

(二) 增進友誼，陶冶情操

三五個好友在一起下棋、打牌，正是以此會友的方式，可以增進彼此之間的友誼，陶冶情操。

而一個良好的心境表達，則能夠減緩人們的衰老程度，這也是棋牌養生的一大功效之一。

我們以弈棋為例，它除了需要比智力、技巧之外，還需要比體力、比耐力，不能不說這是一種養生的好遊戲。

在棋壇上，一直都流行的這樣一句諺語「弈棋養性，延年益壽」，而且自古也有「善弈者長壽」的說法。

(三) 提高人際交往能力

在下棋打牌的過程中，是需要我們具有一種戰略眼光的，除此之外，還需要我們有一種整體協調的能力，而這些對於我們協調能力的培養也是很有幫助的，只要我們能夠將其活學活用，則可以引導我們去協調人際關係，更好地去適應社會大環境。

(四) 提高人品，協助康復

玩棋牌除了可以獲得精神上的快感之外，還能夠發揮修身養性的作用，而這也就是我們平時常說到的棋品和牌品。

這二品可以說是我們人品的一個縮影，有助於我們跳出單純的競賽、調節情緒、益智健腦的圈子，培養一種勝不驕，敗不餒的精神，從而讓自己步入高雅的娛樂、道德的行列。

在現代的很多養生保健機構當中，都設立了娛樂廳，而且還會放置專門的各種棋類，從而提供給康復者娛樂健身之用，這些都能夠達到養生康復、提高人品的作用。

(五) 益壽延年抗衰老

棋牌類的活動能夠鍛鍊人的思維，提高智力，延緩衰老，充實我們的精神生活。

不僅如此，棋類活動既可以內愉心智，又能夠外修身形。當我們在玩棋牌的時候，那種專注和投入則可以起到氣功練習當中的調息、吐納等作用，還有助於我們提高記憶力，對於人體的好處是多方面的。

特別是對於中老年人來說，由於生理的原因，臟腑功能開始日漸衰退，腦髓腎精虛虧不足，思維記憶、智力反應這些都不能同往日而語，如果能夠經常玩一玩棋牌，促使大腦的思維智慧始終處在一種興奮的狀態，那麼對於延緩衰老、防止大腦功能退化是具有非常大的幫助的。

當然，除了玩棋牌的好處之外，我們還需要注意一下弈棋的禁忌。

弈棋，說白了就是一種「鬥智」的藝術，更是鍛鍊智力的一種娛樂活動，紋枰對坐，從容談兵，其樂融融，這個時候就已經把我們帶入到了一個五彩繽紛的世界，讓我們在裡面享受無窮的樂趣。

尤其是對於那些智力遲鈍、注意力不集中的中老年人而言，弈棋是最佳的治療方法。但是需要注意的是，我們一定要做到娛樂適度，這樣才能夠讓我們其樂融融。

(一) 忌時間過長

下棋的時間如果太長，那麼勢必就會減少身體的活動量，會造成運動系統的功能減退。

特別是在棋逢對手、競爭激烈的時候，我們往往是全神貫注、目不斜視，這個時候的頸部肌肉和頸椎就會長時間的固定在同一個姿勢上，很容易造成局部的血液循環不良，肌肉勞損，非常容易發生緊張性頭疼和頸椎病，甚至還會降低胃腸的蠕動，從而導致消化不良和便祕。

長時間下棋還會讓心肌的收縮力以及身體的免疫功能減弱，更有損於健康，特別是對於中老年人來說，不管身體多麼健康，建議每次下棋的時間不要超過一個小時。

(二) 忌爭執不讓

很多 40 歲的中年人火氣很盛，在弈棋的時候更是喜歡爭強好勝，經常是為了一兵一卒爭執，甚至唇槍舌劍，互不相讓，而總是這樣就會造成交感神經興奮性增高，心動過速，血壓驟升，心肌缺血。比如原本就有高血壓，或者是隱性冠心病的病人，在這個時候可能就會因為過於激動而出現意外，我們在下棋的時候，還是應該以放鬆娛樂作為前提。

(三) 忌不擇場地

很多喜歡下棋的人，往往不顧及下棋的場地，有的人甚至是蹲在路旁，或者是席地而坐，或者是伸頸折背觀其勝負，如此不注重下棋的場地是很容易造成細菌、病菌感染的，不利於我們自身的身體健康。

練習書法有益身心健康

俗話說：「健康是福。」我們總希望自己能夠獲得一個健康的人生。現如今經濟不斷發展，我們的生活水準也逐漸提高了，人們也越來越關注自身的健康問題了。

而對於 40 歲的中年人而言，不妨多練習書法，透過書法達到一種養生的目的。

(一) 有益身體健康

我們大家都知道，人體的健康包括兩個方面：身體與身心。

一個人擁有健康的身體，這是本質的東西，說明我們身體的各個系統是正常的，功能是良好的。

所謂的健康，最簡單的理解就是身體不生病。可是現在很多人只是關注疾病本身，卻不關注影響健康的生活方式。

說起鍛鍊，我們完全可以透過各種各樣的管道來保持身體的健康。在眾多運動和鍛鍊項目當中，不能不說書法是一種非常好的專案。

書法要練眼力和手力，能夠讓我們靜下心來，讓我們具有一種高度集中的心理，準確的審美眼光，不斷展示自己的性情。

在書寫的時候，能夠讓我們的心和手達到舒暢，而這樣就達到了長期練習書法保持身體健康的目的。

（二）有益身心健康

我們除了要有一個健康的身體之外，還需要有一個健康的心理。這可以說是精神方面的引導。

書法可以讓我們不斷地探索和感悟人生，不斷地修身養性。當我們被生活、工作壓得喘不過來氣的時候，可以把練習書法當成是一種發洩的平臺。

因為我們只有耐得住性子去做任何事情，才不會覺得煩惱。現如今，很多人經常想追求一種詩意的生活，而說到底就是要求我們做任何事情要有耐心，能夠活出自己的品味來。而經常練習書法的人，就好像莊子所說的那樣：「上善若水。」

換句話說，人的內心要像純淨的水一樣，無處不在。

練書法可以從手感達到心靈的感應，並巧妙地、恰如其分地把我們意想當中的輕重、快慢等感覺準確地傳達到筆頭，之後再轉化成為各種美麗的線條字形。

書法一直都是中華民族經過幾千年洗禮的文化經典，而且它又是漢字與線條、傳統藝術與現代藝術的完美組合，更是中國藝術的聖殿，是永遠都不會消失的。而且練習書法對於我們的身體也是有著巨大的幫助，我們何樂而不為呢！

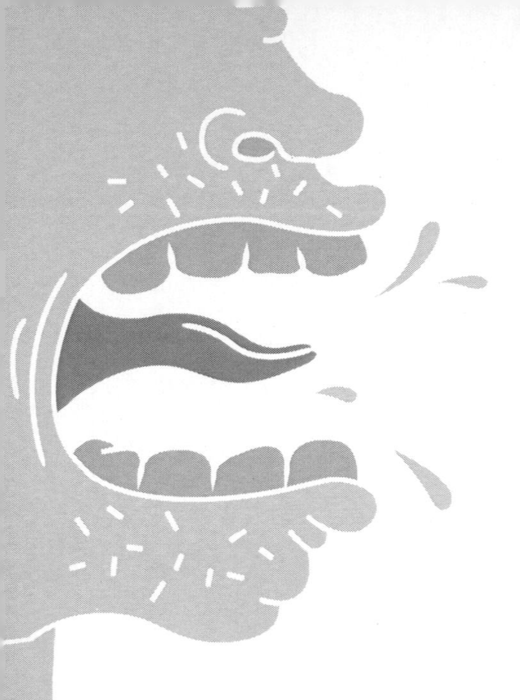

第 7 章

40 歲男人，需增加性生理健康籌碼

40 歲男人，你還行嗎？孔老夫子說，「食、色，性也。」意思就是，性活動和吃飯同等重要，都是不可缺少的，缺了就不幸福了。男人 40 要「大修」，要全面進行身心的調整；而在全面「大修」的過程中，切不可忽視對男人生殖器的保養與檢修。前列腺的正常工作，性的健康強壯，在你今後的漫漫人生中是不可或缺的！改變「有錢沒健康」的現狀，拯救男人者正是男人自己。

40 歲的人體生理時鐘養生

我們每一個人的精力、智力、情緒都存在著週期現象，而這樣的一種週期現象是受到生理時鐘控制的。

人的生理時鐘除了要受到大自然天體陰陽變化的影響之外，還會受到我們的生理、病理遺傳、生活環境、生活習慣的影響。

男人和女人的生理時鐘與各自的生理週期有著密切的關係。比如，女性的生理時鐘就是對陰陽的消長有著明顯的反映。

當女人在月經乾淨之後，雌激素逐漸增多，陰分變濃，陰主靜、性沉、質重、運動速度慢，所以在這個階段就會感到身體沉重，人懶而發睏；而在月經之前的階段，雌激素水準下降，孕酮水準開始增高，陽性成分偏高，陰分變淡，因為陽主動、性升、質輕、運動速度快，所以在這一時期會覺得身體變輕，靈活而好動，興奮性也逐漸增高。這些現象都可以說明生理時鐘的基礎就是陰陽的消長轉化。

男性的陰陽週期則要受到遺精週期的影響，所以男子的性生活千萬不要過頻，過頻的話會因此打亂生理時鐘，從而導致陰性週期延長，陽週期縮短，非常影響工作效力。

那麼，生理時鐘能夠被打破嗎？

其實，宇宙萬物產生節律的基礎就是陰陽消長，生理時鐘的實質更是陰陽交替。所以，生理時鐘的關鍵就在於維持一定的陰陽消長週期。

生物的週期，這是生物在經過了億萬年的進化過程當中，為了能夠有效適應嚴酷的環境而逐漸形成的。

宇宙萬物因為自然競爭的緣故，因此為了求得生存，有的生物週期律是與星體的運轉同步的，而有的則是則逆步。實際上，生物節律並非都是與宇宙同步的。在自然界，已經有足夠的事實證明生物存在著內源自律，比如人體的臟器就不是步調一致的，夜晚肝臟工作是最辛苦的，因為要進行解毒、貯備，而到了中午，則處於了一種休息的狀態，所以，中午飯最好不要喝酒，以免給我們的肝臟增加負擔。

如果是經常上夜班的人，那麼人體的陰陽週期就可以完全顛倒過來，因為人體有著巨大的適應能力，所以，晝夜節律也是完全可以打破的。

生理時鐘的實質就是太極陰陽消長的節律，所以，只要能夠建立一定的陰陽節奏，那麼是完全可以打破依賴太陽的晝夜節律的。

在我們的人體細胞當中，核醣核酸和去氧核醣核酸分別為陰陽兩種屬性，自然也就影響著我們人體的陰陽消長。

除此之外，人類可以不必囿於晝夜交替而能夠充分利用夜晚的優勢，這樣能夠有效避免所有人都使用同樣的一個晝夜節律。

40 歲男人如何面對妻子

40 歲的王經理最近工作壓力很大，晚上還要忙於各種交際和應酬，更少不了抽菸喝酒，結果體重增加，可謂是一發不可收拾。

特別是最近這段日子，讓他感覺不安的是他的性慾和性能力出現了減退的情況，而且還經常伴有焦慮、憂鬱、睡眠差等不良症狀，他的自尊心更是受到了嚴重的傷害，並且夫妻之間的關係也開始變得緊張起來。

其實，這可以說是無數中年男性當中的一個典型案例，事業和家庭的沉重負擔、人際關係的緊張、精神情緒方面的失落等各方面的因素，都可能導致男性性慾和性能力的降低。

而且，一些男性無意中養成的不良生活習慣又成為了日益減退的性能力的「推波助瀾」的工具。

根據一項研究發現，長期抽菸會導致慢性尼古丁中毒，這也可能會造成性慾的減退，而且還是性能力降低的危險因數；在過量飲酒的時候，則經常會導致性抑制，甚至是失去性能力，造成不能夠完成性行為。

最近的研究發現，酒精還能夠損害睪丸，並且在血液當中還會出現抗睪丸的抗體，會伴有睪丸萎縮、性能力減退等情況。

有的中年男性朋友認為酒精能夠「提高慾望」，酒精雖然有這方面的作用，但是透過一系列的研究表明，在慢性酒精中毒者當中，超過半數出現了性能力的減退；肥胖症的患者更容易患糖尿病或者是高血壓，而這樣的一些疾病都有可能會導致性能力的下降。在男性肥胖症患者當中，有可能會出現血中睪丸酮水準降低，雌激素水準升高，從而導致中年男性的性慾和性能力下降。

那麼，作為中年男性，我們應該如何應對性能力下降的問題呢？該如何去面對自己的妻子呢？

(一) 自我心理調節

如果發現自己出現了性能力下降的情況，首先讓自己冷靜思考，千萬不要讓自己長期背上過多的精神負擔，並且及時放鬆和調整緊張的心態，緩和或者是消除焦慮不安的情緒。多做一些自己喜歡的事情，比如欣賞音樂、參加集體活動，以及閱讀有益的書籍等，或者是尋找家人，親朋好友進行傾訴，這樣就會讓我們的心情變得舒暢，性壓抑自然也就會逐漸消退了。

(二) 積極參加體育鍛鍊

一些持續的、適當的體育鍛鍊和戶外活動，都是對我們有幫助的。堅持日常運動，則可以有效調節緊張的腦力勞動或者是神經體液失常，比如每天慢跑，或者是散步 30 分鐘。爭取做到有規律的生活，保證一個充足的睡眠等。

(三) 避免不良生活習慣

避免不健康的飲食習慣，盡量減少應酬，避免酗酒，控制合理的飲食，要充分認識到戒菸的重要性和必要性。

(四) 排除疾病

如果身體出現了疾病，則應該去醫院及時治療，排除泌尿系統的疾病，比如慢性前列腺炎、附睾炎、尿道炎，以及其他內分泌疾病和各種全身性慢性疾病等。

(五) 家庭關心

一個和睦的家庭氛圍有利於消除工作和生活當中的緊張情緒。對於丈夫出現的性慾和性能力減退，妻子應該坦然面對，能夠寬容處理，關愛體貼，從而有效消除中年男性的顧慮，主動而積極地配合治療。

(六) 積極治療

對於一些情緒不暢、心情不好的人，中醫上表現為肝氣鬱結，則可以服用疏肝解鬱的中藥，比如逍遙散、越鞠丸、柴胡疏肝丸。而對於那些比較頑固的性能力減退者，則可以透過中西醫結合治療，與此同時，還要克服心理障礙，在必要的時候可以找心理醫生進行幫助。

養「精」蓄銳，保健不可少

對於40歲的中年男性而言，抽菸可以說是精子的大敵。很多男性的身體對於香菸當中的毒素是非常敏感的，再加上香菸當中的尼古丁能夠殺傷精子。因此，一個成年男人如果每天抽菸30支，那麼其體內的精子存活率僅僅只有40%，除此之外，精子出現畸形的情況也很多。精子是男性精液的重要組成部分，但是，精子的含量卻只占精液的很小一部分，而90%以上都是精漿。

精液是由前列腺、精囊、尿道球腺、尿道道旁腺等附屬性腺分泌的，其中的主要成分是水，當然，還有一些脂肪、蛋白質顆粒、色素顆粒、卵磷脂小體、酶類、果糖等多種成分。

精液的顏色也是由組成精液的成分決定的。正常人的精液一般是灰白色，或者是稍微帶有一些土黃色。

如果一個人的禁慾時間比較長，那麼由於理化性質的改變，顏色就會變得黃一些，這些都是正常的現象。

現如今，隨著環境的不斷變化，精子的數量和品質也開始逐漸下降，而直接的危害就是影響到了人口的出生率與出生品質。對於我們男性而言，瞭解一些精子的知識，為精子提供保健也是非常必要的。其實，除了抽菸之外，酗酒也會導致生殖腺功能的降低，從而讓精子當中的染色體出現異常，甚至有可能夠導致胎兒的畸形，或者是發育不良。

精子也是需要生長的，而生長就離不開營養物質的供給。有一些男子飲食單調、偏食、挑食、不喜歡吃動物性的食物，比如肉、蛋、魚和乳製品等，結果時間一長，就會讓人體當中的鋅的含量下降。

而微量元素鋅則被人們稱為是「夫妻的和諧素」，如果男子缺鋅，那麼就會讓性慾和性功能下降，精子的數目下降能夠達到 30% ～ 40%，甚至還會讓男性失去了生育能力。

精子的成長過程需要低溫，不然的話精子就會被夭折掉。而陰囊能夠有效維護這種生理狀態，當氣溫太高的時候，會舒展開來，擴大散熱面積，而當過冷的時候，它又會皺起來，以減少散熱面積，從而有效地保證陰囊的溫度要比腹腔內低。

如果男子有愛洗熱水澡的嗜好，那麼就有可能讓精子的數量減少，甚至是出現不育。除此之外，如果性生活過於頻繁、縱慾過度，不僅會導致男性的性功能障礙，也會讓我們每次射精所含的精子量變少。

一些藥物也會影響到精子的數量和品質，比如經常使用鎮靜藥、抗腫瘤藥、化學藥物、激素類藥等，都有可能造成精子的生長障礙，讓精子的染色體受到損害或者是出現斷裂；而大量受到放射線的照射，也有可能會導致精子染色體發生變化，出現染色體畸形。

所以，處於生育期的男性一定要盡量避免長期而大量地接觸這類有害物質，千萬不要隨意濫用藥物。

除此之外，如果因為家庭的瑣事，夫妻不和，相互之間不斷指責，那麼勢必會讓夫妻雙方整天處在一種憂患和煩惱當中，而這些不良的精神狀態，則可能直接影響到我們的神經系統和內分泌功能，讓我們的睾丸生精功能出現紊亂，從而造成不育。

男科保健專家提醒說，在過去的 50 年時間裡，男子的精子數量平均減少了幾乎 50%。

在 1970 年代的時候，男女不育不孕症比例為 3:7，可是現如今，這一比例已經上升到了 1:1，由此可見，男性不育與女性不孕的情況變得更加嚴重了。

這一比例還在繼續猛增，甚至達到了 15%，更為嚴重的是，男性的精子品質開始不斷衰退，畸形，劣質精子的比例逐漸增高，精子的活力、穿透力，以及致孕率都開始下滑。

因此，對於育齡的男性朋友而言，我們必須要做到「養精蓄銳」，關愛自己的精子。

親近氧氣，多吸負離子

什麼是負氧離子呢？現如今，學術界公認的負氧離子的定義是：負氧離子又稱為空氣負離子，指的是一個，或者是一個以上的電子帶負電荷的氧氣離子。而它是空氣當中的氧分子結合了自由電子所形成的。

之前，有很多位諾貝爾醫學獎得主指出：負氧離子能夠使破壞人體健康的酸性、氧化、活性氧、乳酸等因素，從而給我們的人體創造一個良好的內部環境，啟動細胞的新陳代謝，打造一個健康的身體，有效增強人體的自然治癒能力，從而抵禦各種疾病。其實，人類生活環境當中的負氧離子的含量濃度是與我們人體的健康水準息息相關的。

根據專家的觀察研究發現，負氧離子主要具有以下幾方面的作用：

(一) 對神經系統的影響

空氣中的負氧離子能夠降低血液當中的 5- 羥色胺含量，從而增強神經的抑制過程，可以讓大腦皮層功能以及腦力活動逐漸加強，精神更加充沛，工作效益也會不斷提高，還能夠讓睡眠品質得到明顯的改善，並且有效促進人體的新陳代謝。

除此之外，負氧離子還能夠讓腦組織的氧化過程逐漸加強，讓我們的大腦獲得更多的氧。

（二）對心血管系統的影響

根據專家觀察研究發現，負氧離子具有明顯擴張血管的作用，能夠有效消除動脈血管痙攣，降低血壓，增強心肌。而且還具有非常明顯的鎮痛作用。

負氧離子對於改善心臟的功能和改善心肌營養也是大有好處的，更有利於高血壓和心腦血管病人病情的恢復。

（三）對血液系統的影響

透過研究證明，負氧離子能夠讓血液流速變慢、延長凝血的時間，還能夠讓血液當中的含氧量增加，非常有利於血氧的輸送、吸收和利用。

（四）能明顯改善呼吸系統

有人曾經做過試驗，如果在玻璃面罩當中吸入負氧離子 30 分鐘之後，那麼就能夠讓肺部吸收的氧氣量增加 20%，而排出的二氧化碳量則可以增加 14.5%，所以，負氧離子還具有改善和增加肺功能的作用，對於人體的呼吸道、支氣管疾病等具有非常明顯的輔助治療作用，而且還能夠讓我們人體的各個器官的功能變得更加高效，還沒有任何副作用。

（五）滅菌、除塵，淨化空氣

負氧離子的活性是非常高的，具有很強的氧化還原作用，可以有效破壞細菌當中的細胞膜，以及細胞原生質活性酶的活性。從而達到抗菌殺菌的目的。

（六）增強人體免疫力

負氧離子能夠有效提高機體的解毒能力，讓激素的不平衡正常化，從而能夠有效消除人體當中因為組胺過多所引起的不良反應，避免發生過敏性反應。

總而言之，負氧離子對於人體的好處是很多的，為了我們和家人的身體健康，專家建議 40 歲的中年男性朋友更應該經常去負氧離子濃度較高的山林、河湖，讓自己親近一下大自然，這對於預防各種疾病都是很有幫助的。如果條件不允許，那麼則可以選擇無需風機吹出，就能自動釋放出適宜人體的小粒徑、高活性、遷移距離遠的負氧離子。

男人 40，對性能力減退要坦然面對

剛剛過不惑之年的郭先生最近發生了一件讓自己不太舒服的事情，他感覺自己的性生活能力在這段時間總是力不從心，甚至已經不能夠像之前那樣「連續作戰」了，有的時候居然還要用手幫助，而射出的精液品質和力度都大不如前了。

更為嚴重的是，郭先生也已經感覺到了自己對手的不滿，這一點讓他的心裡除了鬱悶之外，更多了一些不踏實。就這樣，慢慢地，郭先生已經開始害怕進行性生活了。

其實，勃起功能障礙，我們又簡稱 ED，這已經在 40 歲左右的中年男人當中普遍出現了，而且還成為了很多中年人飯後談論的話題。

由於男性的一種自我價值觀和男子漢的感覺，讓我們男性非常在意自己的性生活能力，特別是對於中年男人來說，更是非常在意的。

而且根據一項研究發現，ED 的發病與年齡呈現出一種明顯的正比關係。一般在 40 歲之後，男性患 ED 的機率開始出現明顯的增高。而 40 ～ 70 歲重度 ED 的發病率則達到了 5% ～ 15%，其他不同程度的 ED 發病率平均在 52%。

(一) 性能力大滑坡，讓 40 歲的中年男性感到不安

對於到了不惑之年的男性，最讓他們擔心的一件事情就是自己的性慾和性能力的降低。很多中年男性一想到自己的青春即將不再、「雄風」全面喪失殆盡，心情可以說沉寂到了極點，整天鬱鬱寡歡的。因此，中年是心理狀態最不穩定的一個年齡段，在這一年齡段也最容易出現各種各樣的問題。在現實中，很多中年男性都會因為性生活不悅而感到不安，甚至是產生痛苦。

性能力的下降其實是男人在 40 歲以後的一種正常的生理反應，更是人類正常的生理規律。對於絕大多數男人而言，到了中年之後，都要經歷性能力從高到低的一種轉變，其實最重要的是能夠調整好自己的性觀念。假如一個男性因為性生活不滿意而認為自己已經喪失了性生活的能力，那麼在他的事業、家庭生活以及其他方面都可能會出現嚴重的失落感，甚至會影響到自己的事業發展和家庭關係的和睦。對於中年男性而言，自己盲目地猜測自己的性慾望和性能力降低的狀況也是沒有必要的。更何況，任何一個人的性慾望和性能力不可能是永遠不變的，尤其是與年輕人相比，中年男性的性慾望和性能力出現波動的情況會非常明顯，所以，我們必須要學會區別對待。

(二) 中年男性要科學地看待性能力下降

40 歲左右這一年齡段的男性，首先最明顯的體會就是隨著自己年齡的不斷增長，體能開始下降，機體分泌的性激素也開始逐漸變少，體能和精力可以說「大不如以前」，而這樣勢必讓自己與高品質的性生活要求漸行漸遠。

其次，對於 40 歲的中年男性而言，很容易成為各種疾病攻擊的主要對象，特別是高血壓、糖尿病、前列腺疾病等一些常見疾病，這些都會給男性的性功能帶來不良的影響。

再加上 40 歲左右的男人往往正處於事業高峰期，而且家庭負擔和社會責任在這個時候都是最重要的，各類應酬也會比較多，而過度的勞累和飲食無度則無法避免會給中年男人帶來影響，造成能力出現問題。

在實際生活中，步入中年的夫妻性愛過程更加容易流於公式化、模式化。缺少了年輕時候的變化和新意，更沒有了年輕時候的交流和愛撫，而這一切也都會影響到男人的性慾望，但是，這並不能夠表明男人的性功能真正出現了問題。

因此，一旦男人覺得自己的性能力下降了，那麼首先自己不要過分地猜忌，而應該主動尋找解決的辦法。

建議中年男人要讓自己保持一顆年輕的心，頭腦當中的性觀念不要太封閉和保守，能夠在彼此之間保留一種新鮮感，與此同時營造一種浪漫的性生活氣氛和情緒，夫妻之間還可以不斷地進行溝通和學習，讓生活變得更加多彩多姿，這樣才能夠更好地維繫和創造一個完美的性生活。

(三) 年過四十，性觀念需要調整

專家建議，如果一旦出現了性生活力不從心的感覺，那麼首先要讓自

己在心理上盡快接受這一現實，不要焦慮，更不要去一味地追求年輕時候的那種性生活的激情和刺激，除此之外，也沒有必要和同齡人盲目攀比，因為每個人的身體條件是不一樣的，這樣的比較反而會讓你更加被動。

出現在中年男性性生活方面的主要問題包括：

1. 接受不再「十分堅硬」的陰莖

中年男人的陰莖勃起硬度肯定和年輕的時候是沒辦法比較的，但是這也不應該成為影響夫妻性生活滿意程度的主要原因。對於大多數的夫妻來說，陰莖的勃起硬度只需要維持在 60% ～ 70% 就可以滿足性生活的需求了。

除此之外，中年男人陰莖的這種「讓人不愉快」的變化有可能會延長夫妻之間性生活的時間，改善性生活的品質，讓彼此更加體會到性生活的美妙。

2. 以少勝多

到了 40 歲之後，夫妻之間的性生活次數有必然進行相應的調整，千萬不要去勉強自己和年輕的時候性生活頻繁進行比較，更不要讓自己在性生活的數量上面斤斤計較，而應該更加看重品質。「小別勝新婚」這一詞語，其實就很好地告訴了我們，高品質的性生活對夫妻雙方是多麼的重要。

3. 以慢勝快

對於中年男人而言，性興奮的節奏和性交的速度都開始逐漸變緩了，而達到性高潮的時間也就延長了，這種變化我們從表面上看是因為性能力降低了，可是實際上卻是男人與妻子的性興奮過程更加接近了，更容易讓夫妻的性感受同步。這種富於情感的緩慢動作其實對於妻子來說是更加具有誘惑力的，也更容易燃燒起妻子的熱情，能夠讓我們感受到帶給妻子愉悅的一種巨大的滿足感。

除此之外，夫妻之間還需要多交流，可以在醫生的指導下短時間服用一些保健藥品，如果在經過一段時間的家庭自我調整之後，效果還是不明顯，那麼就應該尋找專業的醫生諮詢，甚至是進行必要的檢查，最好能夠夫妻同治。

40 歲男人該有的性觀念

現如今，越來越多的醫生在男性疾病臨床治療當中發現，很多中年男性都存在一些困惑，這其實是因為觀念上的盲點造成的，而這一點是 40 歲中年男性絕對不能夠忽視的。

（一）40 歲以上中年男性喜歡自稱「難」人

由於人們的不良飲食習慣和生活方式，包括社會競爭的壓力，現如今，男性健康已經受到了越來越嚴重的影響，男性一些特有的疾病，比如前列腺炎、前列腺癌、生殖器腫瘤等疾病的發病率正在逐年增加，而且，男性最擔心的性能力此時也頻繁地給他們帶來了煩惱。

根據調查發現，在醫院裡面，有將近三分之一的男性患者是來求助治療性功能問題的，而且其中絕大多數都是 40 歲以上的中年男性。

對於 40 歲中年男人而言，他們正處於事業的頂峰階段，在單位一般都是小有成就，不是部門的負責人，就是企業的老闆，與之相對應的，很多 40 歲的中年人精神狀態確實異常的沮喪、焦慮、憂鬱，表現得不夠自信，把自己稱為是有苦說不出的「難」人。

結果，當醫生在與他們進行交流的時候發現，這類中年男性朋友往往存在這樣的問題：一是與自己年輕時候的性能力相比，無法接受自己現在的精力和體力，對自己的性生活已經不滿意了。二是 40 歲中年男性和廣告、商業宣傳片當中的猛男相比，認為自己的性能力低下，為此不惜花費大量的金錢求治；三是由於工作壓力大，再加上平時的應酬較多，又抽菸又酗酒，讓自己的身體一直處於疲勞的狀態。

而且透過一系列的檢查發現，其實很多男性在 40 歲的時候並沒有出現很明顯的器質性疾病，而之所以出現性功能下降的情況，其實與男性朋友年齡不斷增加有著直接的關係，只要我們能夠正確調整自己的心態，是完全可以走出 ED 的陰影的。

(二) 性能力下降是中年人正常生理反應

李先生剛剛到不惑之年，感覺到自己身體不行了，有的時候力不從心，於是他懷疑自己得了陽痿。最近的一項研究發現，ED 的發病與年齡是有著密切的關係。而性能力下降這是 40 歲以後男性所出現的正常的生理反應，絕大多數男性到了中年之後，都要經歷一個性能力由旺盛到淡化的過程。

原因其實很簡單，因為到了不惑之年，身體的各個器官功能開始下降，早就沒有了青年時期的精力和體力，很容易出現疲勞和發福。

而這些生理上的變化則會影響到男性的心理和情緒。當面對壓力和負擔的時候，中年男性就很容易出現某種心理方面的疾病，在醫學上稱之為「灰色心理病」。

對於男性的性能力來說，絕對不是一成不變的，隨著生理的變化是有波動的。中年人平淡無奇的生活也並不一定就代表了男性的性功能真的出現了問題。在這一時期，我們最為重要的是調整好性觀念，千萬不要給自己制定和自身年齡不符的過高要求，以免讓自己產生嚴重的失落感。

（三）ED 背後要注意預防高血壓、糖尿病

有一些中年男性出現 ED，可能就是因為高血壓、糖尿病、前列腺疾病、精神神經系統疾病等造成的，因此，我們千萬不要忽視了性功能改變背後隱藏的疾病。這個時候應該先去醫院檢查一下自己其他方面有沒有問題。

四十多歲的王先生，在最近幾個月的時間裡，總是感覺自己和從前不一樣了，白天在單位裡面可以說是「呼風喚雨」，但是晚上一到家就覺得不行了。過了一段時間，王先生終於決定鼓起勇氣去醫院進行檢查。結果，檢查的結果讓王先生大吃一驚，醫生說道：「你患有嚴重的糖尿病，並且病情還很嚴重。」

對於糖尿病和高血壓來說，能夠造成人體全身血管系統的病變，甚至是包括維持勃起的動脈和靜脈血管的病變，而這樣的話，就將會嚴重影響到成年男性性功能的常見疾病。

而且現如今，市場上面常見的治療糖尿病和高血壓疾病的藥物，往往會對男性的性功能造成一定的影響。為此，很多男性都開始舍本求末，放棄治療高血壓、糖尿病的藥物，並且選擇服用大量的壯陽藥物，可是實際上，這樣的做法絕對不值得提倡。因為我們只有控制了造成 ED 的其他疾病，才能有效改善性功能。

注重性愛的品質

根據很多調查發現，好像男人都缺乏所謂的「性愛後戲」這樣的概念。根據美國的一項調查研究發現，在性生活結束之後，有 32% 的男子會馬上躺下調整呼吸或者是開始抽菸，17% 的男子則很快就進入到了夢鄉，14% 的男子會立即起身上廁所，9% 的男子則會選擇馬上去淋浴，而且，65% 的男性還會在性活動之後找一些東西吃，或者是喝一些飲料，還有 2% 的男子準備進行第二次性活動。

不僅是美國，日本的一項調查也顯示，大約有 40% 的男人在過完性生活之後對妻子沒有任何溫存的動作。如果我們從醫學的角度來說，當男子在射精之後，陰莖的充血狀態在 5 ～ 10 秒內就會迅速減弱，而經過大約半個小時就能夠恢復常態。

可是對於女性而言，盆腔的充血時間會很長，甚至需要在停止性交之後的 4 ～ 6 個小時之內才能夠完全消除。而這個時候如果缺少後戲，那麼她們在心理上面就會有一種被懸在空中的感覺。

那麼，我們在性生活結束之後，伴侶之間到底應該做一些什麼呢？美國權威雜誌「ivillage」專家在一項調查問卷當中發現，按照女性們受歡迎的程度由高到低，性生活結束之後的後戲是大有文章可做的。

（一）相擁而臥

大多數的女性在性愛結束之後非常喜歡和伴侶相擁而臥。她們喜歡蜷縮在男性的臂膀裡，這個時候就能夠繼續體會肉體接觸而帶來的一種滿足和喜悅感。

其實，不僅僅是女性，對於很多男人來說也是一樣的，這樣能夠讓男子更好地繼續展示男子漢的雄性力量。而且專家認為，這樣的一種方式有利於男女感情的進一步加深。

（二）交談

在性愛結束之後，很多女性非常喜歡和自己的伴侶聊一聊枕邊話，或者是回味一下剛剛的美妙感覺，甚至是談一些兩個人之間的甜蜜話題。專家認為，性愛結束之後，是兩個人進行情愛溝通的最佳時機。而且很多性學專家提醒男性朋友，在談話開始的時候，最好能夠先讚美伴侶的性能力，因為這樣會讓女性覺得滿足，更有利於將談話進行下去，有利於把這樣一種性感溫馨的氣氛保持下去。

（三）按摩

伴侶之間在結束性生活之後，相互進行按摩，有助於讓兩個人繼續保持身體的接觸，享受肌膚之親帶來的美妙感覺。

（四）淋浴

根據調查發現，很多男性在性生活結束之後，最喜歡的事情就是和相愛的一起洗浴。因為在熱氣騰騰的浴室內，兩個人則可以繼續欣賞彼此的身體，相互愛撫，甚至熱水還能夠發揮刺激血液循環的作用，有效緩解男性的疲勞感。

不要把性愛當作業

現如今，40 歲的中年男性進行性心理方面諮詢的人已經是越來越多了，而且很多諮詢的男性朋友都有一個共同焦慮的問題，那就是為什麼自己對性愛的感覺不再像是度蜜月時候那麼富有激情了，在有的時候甚至還會感到索然寡味，就好像是自己在完成一件任務一樣。而且也有很多女性朋友反映，自己的老公到了中年之後，在性生活方面開始有一些「反常」，可謂是「好景不再」，甚至有的女性朋友還會直接了當地問「他到底是愛上了別人，還是患了陽痿？」這對於他的老公而言，不能不說是極其傷害自尊的。

那麼，為什麼越來越多的 40 歲中年男性對性生活喪失了興趣呢？

曾經有一位年紀 40 多歲的經理，他告訴我們說，每一次他在進行性生活的時候，都會把他當成是一項「作業」去完成。由於他平時的工作非常繁重，現在又有一個大專案要完成，面對競爭的壓力，在公司和客戶面前都需要保持一種激昂的鬥志。而等回到家之後，還必須要做一個很「主動的男人」。所以，長時間下來，他真的感到很累，真的是身心俱疲，於是就漸漸地對性生活失去了興趣。

還有另外一位先生也埋怨說，他的太太對於性生活總是過於積極主動，這樣反而讓他原有的征服欲與熱情失去了，對此他自己總是感到不知所措。

其實，大部分中年男子會在婚後出現性慾不可避免的減退而感到不適應。為此很多男性朋友就開始躲避性生活，由最初的興趣逐漸轉化成為了一種負擔。

對於這樣的情況，作為 40 歲的成熟中年男性，我們一定要敢於承認問題的存在；並且明確告訴自己的老婆，自己的身體沒有任何問題；最後告訴她之所以會這樣，可能是自己的心理調節上面存在一定的偏差。

當然，為了能夠早日擺脫性生活的困境，我們還需要做到以下幾點：

(一) 不要規定性生活的次數

也就是說我們要正確看待性生活。對於某些夫妻而言，可能每個月進行一次性生活的效果最好，而且雙方也能夠滿足。可能對於有的夫妻而言，也許一周要進行二三次才能滿足。這個完全要根據自身的條件來決定，千萬不要強求自己，相信只要雙方能夠以誠相見，明白地說自己的感受，那麼一定可以協調一致，不會因為性生活的問題進行胡亂猜忌。

現在有很多男士總是以性生活的次數來衡量自己的性能力。可是實際上，性生活的品質才是更加重要的，如果你能夠改變頭腦當中的這種觀念，相信你就不會因為性生活而焦慮了。

(二) 感性接觸不一定就是性行為

有一些男性認為，兩性接觸就必須要發生性行為，這種觀點其實是錯誤的。性生活包含了很多方面，不一定每次都要伴隨著性行為產生的興奮。

相信女人對此更有深刻的體會，很多時候，女性需要的僅僅只是某種體貼感。換句話說當妻子主動擁抱你的時候，你不一定非要「認真」，也許她只是想在你懷裡溫存而已。

(三) 性生活有計劃地進行

性生活也是需要有計劃的，因為只有這樣夫妻之間才能夠默契配合。其實，兩個人制定一份「性生活計畫」，從精神方面來說也是一種很感性的享受。

曾經有一位朋友就埋怨道：「我的老婆總是喜歡在做完家務之後，等孩子入睡了再和我進行性生活，可是這個時候的我恰恰提不起精神了。」

結果就造成了「性」不逢時，彼此不歡而睡。由此可見「計畫」是多麼的重要。

(四) 玩點浪漫的小花樣

當夫妻兩個人單獨在一起的時候，你們可以點起蠟燭吃晚飯；或者是兩人腿蓋毛毯，在陽臺上面看看月亮，聊聊天，相互之間重溫一下當初的激情歲月。

現如今，還有很多夫妻時興一種「情人的性愛方式」，也就是說不時地到賓館裡面去過夜。以這樣一種休閒的方式享受性生活，心情通常會非常的輕鬆，不僅能夠淡化壓力，而且還能夠增加夫妻之間的親密度。

40 歲的男人們要記住，愛沒有固定的方程式，性生活也一樣。創造的本身就是快樂。

「男人問題」大盤點

(一) 40 歲就開始「更年」了

當男性在進入到中年之後，隨著生理方面的功能不斷減退，會出現內分泌功能紊亂等一系列的情況，也就是我們俗稱的「男性更年期」。

根據臨床實驗的結果表明：這在之前是作為老年人的更年期現象，已經開始朝著中年人襲來，而且，出現這種情況年齡最小的的僅僅只有 40 歲。

「更年期」其實更加確切地說就是男性雄橄素（睾酮）部分缺乏症。男性的這種病不是在中年時期才出現的，早在男性的青春期就已經潛伏了。

只不過在男性青春期的時候，人們並沒有足夠的重視而已。等到了中年期之後，更年期的體征狀態表現得越來越明顯，再加上一些慢性疾病逐漸出現，和抽菸、酗酒等不良生活習慣的養成，這個時候才會被診斷為雄激素部分缺乏症。

（二）一系列不良習慣讓男人「傷心」

人們總是說女人是脆弱的。其實男人的心在有的時候更容易「破碎」。

根據英國曼徹斯特皇家醫院的報告顯示，在心血管疾病方面，男性病人要遠遠高於女性病人。不僅如此，世界衛生組織也進行過一項不太完全的統計，發現男性患心力衰竭的風險要比女性高 1.24 倍。原因其實很簡單，由於男性的身體每天進行工作的強度要遠遠大於女性，再加上男性本身的生理結構不同，如果長年累月旺盛的新陳代謝反而會更容易加速人體器官的老化，因此，心血管系統更容易受到傷害。不僅如此，如果男性平時喜歡抽菸，或者是飲酒過度，體重超重，那麼這些都進一步增加了心力衰竭的機率。而且，這些以往的老年病現在已經逐漸成為了中年病，而導致這種現象出現的直接原因就是中青年人的一些不良生活習慣。

根據一項調查顯示，心衰通常是由於高血壓、冠心病、糖尿病等一系列心血管疾病引起的。

根據有關部門的相關調查結果顯示，患有心衰的人數現如今呈現出了明顯的上升趨勢，而且城市男性 2 年內死亡率為 37%，6 年內死亡率則高達 82%。為此，醫生提醒中年男子在平時一定要養成良好的生活習慣，最好能夠戒菸、戒酒、減少體重，改善飲食習慣。

(三) 前列腺疾病撲向中年人

現如今，前列腺炎的發病率正在朝著中青年群眾擴張，而且這已經成為了全球性的問題。

現如今，越來越多的年輕人喜歡追求曲線美，好穿緊身的內衣、緊身的牛仔褲等，而這一切，都將直接導致他們提前患上與自己實際年齡不符的老年性疾病。

除此之外，一些由於工作原因而需要長期端坐的群眾，也很非常容易誘發前列腺炎，例如計程車司機、辦公室上班族等。因此，如果你是屬於這些長坐不動的群眾，在工作當中一定要注意適當的休息，或者是經常變換坐姿，這些都能夠有效改善前列腺的局部充血，從而減少，甚至是避免慢性前列腺炎的發生。

(四) 生理功能障礙

對於中年男性而言，有一種疾病是讓他們「談而生畏」的，這一疾病就是 ED，又稱「勃起功能障礙」。根據臨床的觀察發現，很多服用了「補腎壯陽」保健品的 ED 患者，產生的效率還不到 20%。

為此，有關專家警告大家，盲目的濫補不僅起不到壯陽的作用，反而還有可能出現越補越「虛」的情況，讓患者的 ED 情況更加嚴重，可謂是雪上加霜。

而且，研究人員再次發現，憂鬱也能夠導致 ED，當中年男性出現焦慮和憂鬱的時候，就很容易發生 ED。

不僅如此，根據最新資料研究表明，最近幾年來，隨著糖尿病、高血壓、心血管疾病等發病率的不斷上升，ED 的發病率也開始隨著升高。並且 30 歲到 50 歲是最容易發病的年齡段。

在糖尿病患者當中，大約有 50% 的患者都會併發 ED。而心臟病患者的 ED 發病機率也達到了 39%，甚至在 40 歲左右的男性當中很多心臟病患者都患有中度勃起功能障礙。

一些實驗還證明，一些藥物比如激素類、利尿藥、降壓藥、抗精神病藥物也可能導致男性勃起功能的減退。除此之外，生殖器官本身出現的一些病症或者是神經系統的疾病都有可能造成 ED 的發生。

而且最值得大家注意的是，不規律的生活狀態、不科學的營養攝入、睡眠不好，以及菸、酒、咖啡、可樂、茶等刺激物，都有可能抑制正常的勃起。

定期體檢，防微杜漸

在老百姓口中有這樣一句話「年輕時用健康掙錢，年老時用錢買健康。」可以說這句話正是對我們當下生活狀態的一種最貼切實際的寫照。

現如今，越來越多的現代人都處在一種亞健康的狀態之中，而且，很多疾病也都是因為我們生活方式的不健康造成的。比如，現如今，一些疾病的發病率呈現出逐漸升高的趨勢，心腦血管病等疾病甚至還有年輕化的趨勢。

當下，隨著「健康是福」這一觀念越來越深入人心，自費體檢的人也開始多了起來，甚至很多人開始把健康體檢作為一種禮物送給自己的父母，親人。

那麼，健康體檢到底有沒有必要呢？

相信很多人都會這樣認為，自己的身體非常好，吃得好，睡得好。自費進行體檢這不是在花冤枉錢嗎。還有的人認為自己身體沒有什麼不舒服的，根本沒必要去體檢。下面就讓我們一起來看一個例子：

小李在一家事業單位工作，每年都會進行定期的體檢。而他發現每年體檢之後，總是有幾個看似身體很健康的年輕人都有一些症狀。

於是，小李就想起了想到了自己剛剛過 40 歲，身體正在「發福」的表哥。

小李的表哥也是認為自己的身體絕對沒有問題，還說自己從小就沒有生病進過醫院。可小李非要帶著表哥去醫院進行體檢，這一體檢不要緊，結果嚇了表哥一大跳：脂肪肝、膽結石、高脂血症。

其實，隨著我們年齡的不斷增長，人們身患某種疾病的機率也在不斷增加。而且這些疾病在早期通常沒有明顯的症狀，但是後期卻會產生嚴重的後果。

但是，只要我們能夠及早發現疾病，並且及時治療，那麼往往能夠有效治療這些疾病。

健康體檢其實就是指在身體健康的時候，能夠主動到醫院，或者是專門的體檢中心對整個身體進行檢查，體檢的主要目的是透過檢查發現潛在的一些疾病，以便能夠及時採取預防和治療措施。

根據最新資料顯示，最近幾年來，在體檢中發現腫瘤的機率正在上升，而早期發現能夠有效降低了腫瘤的致死致殘率。

因此，毫無疑問，定期進行健康的體檢是完全有必要的。而且，在體檢過程當中，我們能夠隨時發現一些不容易被我們察覺的早期疾病和預兆，這個時候，我們就能夠早發現，早治療。

不僅如此，我們還必須及時糾正自己的不良生活習慣，能夠讓自己遠離疾病。正所謂：「花小錢防大難」，就是要我們透過健康體檢把患病的機率降低到最低點，難怪現如今有人把健康體檢說成是「一項回報最高的投資」。

根據資料顯示，現如今去進行體檢的散客一般多為個體經營者、老年人，而且一般年齡都比較大，家裡的經濟條件比較好。

除此之外，經常參加體檢的人有相當一部分屬於企業的員工，其餘的人則很少參加體檢，專家認為這種情況的出現，不僅僅只是經濟上面的問題，更重要的是人們在觀念上面認識不到位造成的。

由於很多人已經習慣了生病才去醫院，更認為花錢買藥看病才是實實在在的。但是，如果把錢用在健康體檢上面是沒有實際效果的，感覺好像不划算。

我們都知道，身體健康這是做好一切工作的前提，可是，想要保持一個好的身體，我們除了要不斷加強鍛鍊，養成衛生習慣之外，還必須做到有病早治，無病預防，對於這些，相信是很少有人會重視起來的。

還有一些人是因為恐懼心理才會對健康體檢抱有一種「敬而遠之」的態度。

害怕體檢的人絕對不在少數，他們總是認為健康體檢在某種程度上來說更像是「沒病找病」。這樣的人通常是內心比較脆弱的，自己不敢面對真正的疾病，尤其是惡性腫瘤這樣的絕症。

還有一部分人他們對於體檢存在一種根深蒂固的偏見，可能他們在以前參加過類似的體檢，並且認為體檢的品質很差，體檢的醫院不負責任，體檢的專案形同虛設等。

實際上，除了醫院和民營機構開辦的體檢中心之外，現如今還出現了很多「流動體檢站」，他們主要是提供上門的體檢服務。但是由於這種服務的工作人員是不固定的，而且設備老舊，所以服務品質並不是很好。為此，專家提醒大家，為了能夠保證體檢的品質，我們在進行健康體檢的時候，最好還是選擇前往正規醫院和體檢中心。

在此，還需要提醒大家一點，健康體檢和疾病檢查這完全是兩類事情。健康體檢僅僅只是進行一個初級的檢查，這些檢查可以發現一些嚴重的疾病，比如說，我們進行尿液分析的檢查，能夠發現腎臟方面存在的嚴重疾病，而對於高血壓、肝功能異常或者是肺部的疾病我們則可以透過測量血壓、驗血，以及胸部的拍攝發現。

當然，如果是一些比較複雜的疾病，那麼健康體檢過程中的常規檢查是很難被發現的。比如，對於癌症的晚期而言，普遍的症狀之一就是貧血，在進行常規體檢時，我們透過檢查血色素是可以檢查出貧血的，但是對於沒有出現貧血的症狀的癌症，那麼這樣的話我們的常規體檢是查不出來的。

因此，我們千萬不要只是注意體檢的結果是不是正常，而忽視了醫生在體檢報告當中所進行的一些必要的說明和囑咐。

一個完整而正確的體檢報告的結論是體檢醫生在進行了各方面的綜合分析之後得出來的，如果醫生建議你進行某方面的複查，那麼你必須立即進行複查，千萬不要因為自己的疏忽大意而耽誤病情。

理直氣壯去看男性病

其實，現如今的社會競爭非常激烈，男人的壓力越來越重，得了男性病卻不願意去治療，這是非常危險的，會嚴重影響到正常的生活和工作。

男性學科的建立時間並不長，而且長期以來，男科病都是由泌尿科的醫生進行診治的，比如前列腺增生、睾丸腫痛等。雖然對男科病已經有了比較深的研究，但是由於受到傳統意識的影響，往往對於男性的性功能異常，以及一些性傳播疾病，甚至包括男性不育症等都沒有起到足夠的重視。

現在很多男性病患者不願意，甚至是不好意思，有的人還不敢去大醫院，認為得了男性病這是一件非常不光彩的事情，結果就選擇去小診所就診。可是小診所往往會把一些問題說的非常嚴重，而且還是採用極其簡單的治療方式，甚至有的是不正確的治療方式，而等你在他那裡治療了一段時間後，他又會把你的病情、治療都說的非常嚴重，結果就是不停地加大藥物劑量，而根本目的就是為了多賣藥，多賺錢。最近這段時間，因為環境污染導致的男性生殖能力下降和男性不育的情況正在逐年上升，而這些逐漸嚴重的男性疾病，都要求我們必須去正規的醫療機構進行仔細的檢查，從而能夠有針對性地治療，千萬不要相信社會上所散佈的靈丹妙藥，以免上當受騙，耽誤了自己的病情。

總之，當我們發現自己患上了男性病時，不要不好意思，一定要理直氣壯地上大醫院就診，從而保證自己的身體健康。

中年男性要勤洗下身

由於女性的分泌物較多，因此擦洗下身幾乎成為了每一位女性朋友必不可少要做的事情，而且已經培養成為了一種良好的習慣，其實，男性也同樣需要培養這種勤洗下身的習慣。

男性經常清洗下身能夠有效防預和減少夫妻雙方因為不清潔而被傳染的多種生殖器疾患，除此之外，還能夠有效預防很多男性疾病。

(一) 龜頭炎病人每天必須清洗下身

醫院專家分析說，為了更好地預防龜頭炎，需要經常清洗包皮垢。

包皮垢是細菌的生殖場所，人體殘留的尿液和包皮垢混合產生了細菌的自然培養基地，輕者導致包皮和陰莖頭出現炎症，如果是發生在尿道口的炎症，在癒合之後還會致尿道口變小，從而出現排尿障礙的狀況。

除此之外，大約有 85% ～ 95% 的陰莖癌患者曾經都有過包莖，或者是包皮過長的病史，而這很有可能就是因為包皮垢引發的。

男性的陰囊、包皮和龜頭等部分的皮膚皺褶較多，而且汗腺比較多，分泌能力強，這樣的一些客觀條件也就造成了細菌等微生物的大量生殖。如果不能夠及時清潔，不僅會產生臭味，而且還非常不利於保養，甚至會出現兩側大腿糜爛的現象，除此之外，還有可能導致男性本身局部的病變，比如尿道炎、龜頭炎、陰囊濕疹和肛周炎、股癬等。

特別是在包莖，或者是包皮過長的時候，包皮內的皮脂腺分泌物無法及時排除，就會產生包皮垢。而包皮垢非常適合細菌的滋長，會導致龜頭的頭部及包皮產生炎症，甚至會發生傳染。而且炎症反覆發作還會讓包皮瘢痕化，發生尿道外口的狹窄、尿瀦留和龜頭癌。

男性朋友如果不注意清潔，還會讓生殖器被傳染之後，產生一種很不舒服的感覺，從而造成性慾降低。

另外，男性如果不注重包皮清潔，那麼在性生活的時候，就會把這些不乾淨的物質和微生物帶入到女性的陰道當中，嚴重影響女性的健康，甚至還有可能導致被傳染，從而引發女性炎症，嚴重的還會影響到女性的生育能力。

（二）龜頭炎患者如何清洗下身

在清洗的時候，應該先清洗生殖器官，之後再清洗肛門。對於包皮過長的人，首先應該把包皮翻起來，之後再將包皮垢徹底清洗乾淨，由於包皮的皮膚是非常柔嫩的，因此一定注意用力的度，以免用力過猛而受傷。

醫生專家特別提示：真性的包莖或者是包皮龜頭炎反覆被傳染的人，則應該做包皮環切術，男性至少每天應該清洗下身一次，不僅如此，在性生活前後，也要進行即時的清洗。

在清洗的時候，宜用清潔的溫水，而盡量不要使用肥皂、浴液等洗滌用品。如果已經發現了生殖器被傳染，那麼則應該在醫生的指導下使用一些外用洗液，千萬不要擅自使用一些刺激性強的消毒液，這樣很容易造成過敏反應，甚至讓傳染更加嚴重。

中年男人性保健必修操

中年男性在練習性保健操的時候，需要注意以下幾方面：按摩的時候一定要心平氣和，身心做到完全放鬆。用力必須恰當，因為力氣太小就無法起到應有的刺激性的作用，但是如果力氣過大，則可能會讓我們感到疲勞，而且還容易損傷皮膚。推拿講究的就是循序漸進，次數也應該是由少到多，力度也應該慢慢加大。

當男性在步入了中老年之後，性功能就會隨著年齡的增長而不斷減退。這雖然是人體的正常現象，但是我們卻可以透過一些方法來延緩這個現象。

比如，中年男性的性保健就可以透過「性保健操」來實現。這套保健操是根據中男子的性功能變化的生理特點而設計的，在每天晚上睡覺之前，都需要堅持鍛鍊，這樣就能夠起到疏通經脈、升陽補腎、活血化淤、增強性功能的作用。有了性功能障礙的男性，只要經常練習這套保健操，再配合一些藥物方面的治療，那麼就能夠達到明顯的效果。

一，雙掌推腹

仰臥，雙手重疊先沿上腹中線向下，慢慢推摩到下腹部位，重複做 20 次。再分別從兩側的肋弓下緣，向下推摩至大腿根部，重複做 20 次。

之後，按照順時針的方向，按摩肚臍的周圍，並且逐漸擴大到整個腹部。按摩 2 ～ 3 分鐘之後，再按照逆時針的方向，使用同樣的方法按摩腹部 2 ～ 3 分鐘。

二，魚際環推

仰臥，用右手大魚際自陰毛處沿著陰囊的左側，斜著推至會陰部，之後再從陰囊右側推回。就這樣每天進行 20 ～ 30 次，可以在推動的過程中，時不時撥動陰囊和陰莖，如果能夠感覺到陰莖有興奮勃起的狀態，這是最好的。

第三節，搓拿陰莖

仰臥，雙手掌相對，搓摩陰莖 1 ～ 2 分鐘，之後用雙手的拇指、食指分別從陰莖的根部至龜頭反覆拿捏 2 分鐘左右。用力一定要輕柔、注意力要集中，搓拿至陰莖挺立為宜。

四，深搓強腎穴

身體站立，用雙手掌根反覆搓摩背部的腎俞穴（第2腰椎棘突下旁開1.5寸處）大約1分鐘左右，之後再反覆搓摩尾骨的兩側，大約2分鐘左右。搓摩的力量可以稍大一些，以局部的皮膚微紅、產生溫熱感為宜。

五，手指刺激

如果您是每天搭乘公車上下班，那麼在公車上則可以用食指鉤住車內的扶手或者是吊環；也可以在閒暇的時候，兩手食指相勾，進行反覆地牽拉；或者是利用傘柄按摩食指。

食指是人體經絡「大腸經」的通路，食指的尖端是「商陽」穴。刺激這一穴位，能夠起到明顯的強精壯陽的功效，而且這樣的方法，不會受到場合、時間的限制，非常便於我們操作。

需要特別指出的是，中年男性在練習性保健操的時候，要持之以恆，每次以20分鐘左右為宜，最好能夠早晚各做一次，比如在早晨剛剛起床之前和晚上睡覺之前。

由於進行推拿，會出現輕微地出汗，所以，一定要注意避風，從而有效防止感冒。在出現過飢、過飽、酗酒或者是過度疲勞的時候，我們就沒有必要做保健推拿了。

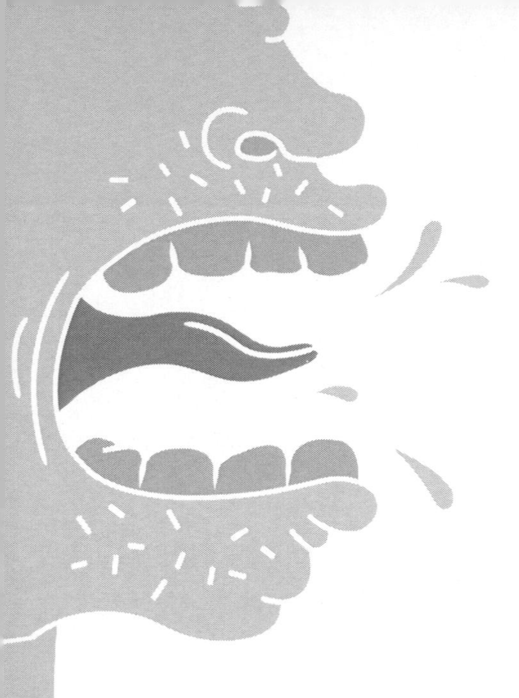

第 8 章

男人 40，如何為心理健康「素描」

健康是指生理、心理及社會適應三個方面全部良好的一種狀況，而不僅僅是指沒有生病或者體格健壯。人類疾病的 70% 以上都與人的心理因素和精神狀態有關。心理治療也將成為繼外科手術和發現抗生素之後的又一次醫學革命。40 歲的男人已經走過人生的一半，但這一半人生只是前敘，而後的路程卻仍遙遠。該是你關注自己的時候了，要在努力拼搏、不懈登攀、瀟灑浪漫的同時，更關注自己的心理健康。

40 歲男人最怕的 8 種情緒

男性往往會給人一種堅強、勇敢的印象，其實男人也會有脆弱的時候，也會有「小心眼」的時候。尤其是對於 40 歲左右的中年男性而言。

在很多時候，情緒不僅僅困擾著女人們，也會讓男人遇到同樣的困擾，而以下 8 種就是 40 歲男人不能夠忽視的，最可怕的危害健康的不良情緒。

(一) 敵意

現如今是一個講究團隊合作的社會，如果不能夠很好地和他人合作，那麼就非常容易引發敵意。

專家發現：「敵視的情緒引發出的焦慮、悲觀每增加 1 分，那麼患心臟病的危險性就會增加 6%。原因很簡單，「敵視的情緒長時間鬱積，就會破壞男性身體的免疫系統，更會對心臟系統造成一定的壓力，嚴重的話還會導致心臟受損。 而且「敵意」的情緒還會讓人體當中的炎症蛋白含量逐漸升高，從而引發冠心病。

為了有效改善敵意的情緒，我們應該心態平和地與人合作，要知道只有成全了別人，才能夠成就自己。

(二) 季節性情緒失控

醫學家們所說的「季節性情緒失調」就是指因為天氣變化而產生的情緒疾病，由於這樣的疾病經常發生在冬季，因此又被稱為是「冬季憂鬱症」。這種原因很複雜，可能是與陽光照射的時間較短，萬物蕭瑟的景色有關。對於環境和氣候比較敏感的中年男人就很容易出現情緒的低落的現象，從而造成極度疲倦，嗜睡和貪吃，甚至對所有事情都會失去興趣，嚴重的時候還會引起機體正常功能的減退。

要想改善季節性情緒失控，則可以多吃一些蔬菜和水果，充分去享受陽光和參與戶外的活動，並且提高室內自然光線。

(三) 憤怒

如果一個人吃的量增多，那麼身體當中與能量代謝有關的 B 群維生素也就會消耗得多了，而 B1 缺乏，則就會使人很容易發脾氣，性格暴躁、健忘。

透過一項研究發現，B3 缺乏會造成人的焦慮，而 B6 不足則有可能會導致思維能力的下降。除此之外，如果肉類吃多了，那麼人體當中的腎上腺素水準就有可能會迅速升高，也更加容易讓人發怒。

對於中年男性朋友來說，想要不發怒，可以適當地飲用一些啤酒，或者是吃一些蓮藕，生吃蘿蔔等，這些都是天然的制怒劑。

(四) 悲傷

從科學的角度來分析，人之所以會感到悲傷，是因為人體當中的氨基酸長期不平衡而導致的。除此之外，身體當中缺乏鎂元素，是讓中年男性感到悲傷不已的一種潛在原因。

現如今，市場上的一些抑悲靈、維生素 C 藥物，都能夠有效抑制悲傷的不良情緒。此外，建議每天應該確保攝入的食物種類不少於 20 種，而水果蔬菜的種類則不低於 5 種。

(五) 多疑

多疑往往會造成一個人的心理安全指數降低，而因為多疑引發的猜忌更是誘發人與人之間，特別是親密人之間的導火線。多疑還會讓人感到寢食不安，會引起食慾不振，以及營養方面的問題。

研究發現，素食會阻礙對能量的利用，並且擾亂腦組織神經遞質的合成和釋放，這樣則更容易讓人的疑心加重。除此之外，飲食結構當中長期缺鋅，也有可能會造成情緒的不穩和多疑。

對於多疑的中年男人而言，可以適當吃一些零食，這些都能夠讓人的心理安全指數有效回升。

(六) 鬱鬱寡歡

對於中年男性而言，除了情感生活、事業上的一些不順利之外，還有什麼會讓我們鬱鬱寡歡呢？根據一項分析發現，汞中毒現在已經成為了導致鬱鬱寡歡的重要原因，比如我們經常吃的香菇頭、乾木耳當中就有可能會殘留一些汞元素，而這些都足以引發中年男性的情緒問題。

我們可以多吃一些穀類食物。此外，在食用蘑菇木耳之類的乾菜時，先要浸泡 10 分鐘以上的時間，並且要用流動的水進行反覆地沖洗。

(七) 恐懼

一項調查顯示，中年男人是很容易受到恐懼心理威脅的，他們會經常性地陷入到恐懼當中，只不過他們不喜歡輕易表達而已。在讓中年男性感到恐懼和不安的各種因素當中，最大的憂慮還是在職業發展方面，工作所導致的壓力對於他們是健康的危害最嚴重的。

根據美國的一項資料統計發現，現代社會男性每天的睡眠時間平均減少了 2.8 個小時，而害怕失去工作更是成為了中年人在「生命中最不可承受之懼」。

男人恐懼的另外一個重要因素就是失去獨立的能力，必須依賴別人來照顧自己，當男人的健康出現了問題之後，他們比女性還會感到恐懼，因此，很多中年男性都不喜歡去醫院，這其實就是一種逃避心理。

（八）「性」情

中年男人是脆弱的，在有的時候更需要別人的愛。一項調查發現，一個妻子愛他的男人，那麼這位男人心絞痛的患病率就會明顯低於那些不被愛的男人。

在生活當中，一個被愛包圍的中年男人也不容易體重超標，甚至是沾染上不良的習慣。

其實在這一點上，中年男人就好像是一個孩子。但是男人又不喜歡被當成是孩子，如果妻子總是能夠把自己的丈夫當成孩子去對待，那麼男人的心裡是很難接受的。

每一個男人都希望自己的性「才能」得到妻子的欣賞，這對於他們保持一種強有力的形象是非常重要的。

40 歲男人會出現哪些心理問題

中年男人由於生理上的變化，讓他們在心理、思維和工作等方面都發生了顯著的變化。

當一個人的生命曲線從高峰開始下跌，但是工作和家庭的負擔曲線卻不斷向上升的時候，那麼這兩條曲線勢必會有一個相交的點，這個點就是 40 歲。因此，很多人又把 40 歲稱為「中年剪刀」的軸。

根據聯合國教科文組織在 1998 年提出的一份報告中指出，從全世界各個大國的大量統計資料來看，40 歲到 45 歲之間的男人在生理方面的變化是巨大的，為此，把 40 歲界定成為了青年和壯年的分界點。

甚至在一本名叫《40 歲男人的危機》的書中，作者還列舉出了 40 歲男人需要面對的幾大心理危機：

(一) 孤獨

40 歲的男人整天都是忙忙碌碌的，負載著家庭和事業。由於整天都是在忙這些事情，所以就很少有時間能夠與別人交流，所以說 40 歲的男人是倍感孤獨的。

現如今，競爭變得越來越激烈，而人與人之間的關係也變得越來越冷漠了，大多數情況下，人與人之間都是一種警戒的心理。

對於成功的 40 歲男人而言，有一種高處不勝寒的感覺；而對於事業進展不順的 40 歲男人而言，則難免會變得沮喪和消沉「我已經老了」，而這句話更是成了 40 歲男人經常發出的感慨。

其實，對於大多數的中年人而言，都會有內在的、精神上的孤獨。

40 歲的趙先生是一家大公司的經理，他說自己沒有任何親密的朋友，而且他自己也不願意和下屬進行過多地交往，因為趙先生覺得，領導對自己的下屬流露真情是不合適的。

在實際生活中，很多 40 歲的男人都沒有一個知己，而且很多人也坦言，自己確實沒有一個能夠可以完全信賴和吐露心聲的人。

但是，很多 40 歲的中年男性又認為這種情況好像是正常的，是他們可以接受的。

內心世界的封閉會讓人們沒有辦法透過情感的交流建立起真正的友誼，而一個缺乏友誼的人，則會產生強烈的孤獨感。就好像有的中年人所說的那樣：「在這個世界裡，我常常感到孤獨、嫉妒、憤怒、緊張。」其實，也正是這樣的孤獨感和對他人的排斥，才加重了中年人的情感危機。

(二) 敵意

對於 40 歲的男人而言，可能會經常同情那些生活陷入到困境當中的人，而對於那些發展的不錯，平步青雲的人，卻往往會出現敵意。

敵意的產生其實與自卑有很大的關係。當 40 歲男人有了一番新的成就之後，就會變得和藹可親，甚至是慷慨大方，但是，如果是失敗了，那麼他們則是很容易發怒的，比如，有的時候，一個 40 歲男子在工作當中遇到了麻煩，孩子的一個小錯誤就會讓他大發雷霆，但是如果是受到了嘉獎，那麼孩子犯同樣的錯誤，那麼他的態度就會變得和藹了許多。雖然敵意對於 40 歲的男人來說是一種普遍存在的正常現象，但是它卻是一種消極的情緒。如果一個人產生過多的敵意，那麼就會讓這個人的心靈出現扭曲，甚至無法正確去認識一個人，經常是牢騷滿肚，苦不堪言。

(三) 沮喪

王東宇今年剛剛 40 歲，可是他的生活卻是一蹶不振的，慢慢地不再擁有喜悅和激情，他開始逃避責任，把所有的過失都歸結於別人。

王東宇整天都是憂愁沮喪，沒有一點精神，就好像是一個得了絕症的人。而他的內心沮喪主要是因為周圍的人和事，他沒有辦法適應周圍的環境和要求。所以他就開始一天天沮喪地生活下去。

有一些 40 歲「功成名就」的男人也會出現沮喪的情況。比如，在事業成功之後，如果他的妻子開始不收拾家務，那麼男人在回到家中，看見淩亂的情況後就會產生沮喪的感覺。

沮喪的情緒經常會給我們的生活帶來不幸，因此，如果一個中年男人有很強的沮喪情緒，那麼是有必要去接受治療的。

(四) 壓抑

現如今的社會競爭變得越來越激烈，更加看重出人頭地，因此，對於40歲左右的中年男人來說，更是需要建功立業的時候，而這也就給他們帶來了無形的壓力。

但是，在傳統社會文化當中，講究做人要有城府，要求人們「喜怒不形於色」，結果，很多中年人就會刻意去控制自己的情緒，從而就導致了40歲男人出現了憂鬱的症狀。

(五) 焦慮

40歲的趙海已經在單位工作了二十多年，可是最近由於單位改制，他突然就收到了下崗的通知，結果心中一著急，居然眼睛看不見了。而這種現象在心理學上被人們稱為「轉換反應」，是由於神經焦慮症引起的。

比如，很多中年男人因為工作和家庭的壓力，以及自己對於事業成功的渴望，心理壓力變得越來越大，為此，很多中年男人都會感到焦慮不安。

40歲中年男人想要調整好自己的心理危機，那麼首先就需要調整心態，培養快樂的心態，能夠形成積極的自我，挖掘自己的潛能，重新調整自己人生奮鬥的目標，並且懂得關心自己，學會在抓住機遇的同時走向成功。

不服老的人永遠不顯老

在全世界，美國的老年人最喜歡顯示自己年輕，他們從來不服老。現如今，越來越多的美國老年人喜歡上了跳傘、滑雪、潛水、飆車之類的緊張而刺激的運動，而他們的激情和年輕人相比卻一點也不差。

在美國佛羅里達州有一位 94 歲的老漢愛倫森，他在剛剛考完駕照之後，就獨自一個人開著一輛豪華旅行車踏上了征程，花費了 3 個月時間，遊遍了 6 個國家，但是他回來之後卻並沒有感覺自己有多麼的疲勞，甚至感覺自己的精神比以前任何時候都要好得多。

加州還有一位名叫莫德的老太太，她在 105 歲的時候領到了新的駕照，於是就開始每天開車出去兜風，而且還時常向別人抱怨前面的車子開得太慢，影響到了她自己的駕駛。而這位老壽星坦言：「我的健康狀況主要得益於開車，因為它讓我感覺到了自己依然是年輕的。」

事實上，這些老年人的「不服老」的做法，能夠有效改善他們的衰老心態。美國康奈爾大學教授菲利斯· 莫斯也指出：「很多人在退休之後無所事事，很容易產生老之將至的一種悲涼的感覺，而這對於身體健康是沒有任何好處的。」如果不能夠做到「老有所樂」，那麼我們的生活就非常容易陷入到消極的狀態之中，而心態上面的老化也會加速生理上的老化。

所以，我們應該適當做一些事情，讓自己不顯老，這是非常有必要的。

三國時期的曹操在年老的時候就這樣說：「老驥伏櫪，志在千里。」而宋朝的愛國詩人陸游在他 80 歲的時候也這樣說：「有志尚如年少時」，「壯心未與年俱老」，這些都說明這些人雖然身體老，但是心不老。

當然，我們說「不服老」，並不是要求我們一定要像美國老年人那樣去滑雪、潛水，畢竟東方人和西方人的體質是存在差異的。我們說「不服老」，主要是讓我們能夠熱愛現在的生活，熱愛工作，把當下自己所負責的熟悉工作做得更好，能夠發揮出自己的餘熱。

德國哲學家康德曾經說過：「老年人像青年人一樣高高興興吧，青年人就好像是百靈鳥，有他的晨歌；而老年人就好像是夜鶯，有他的夜曲。」這種「夜曲」，就是中老年人事業的延伸，餘熱的發揮，更是追求人生目標的顯現。

我們只有充分認識到中老年人的自有優勢，才能夠譜寫出自己的「小夜曲」，才能夠保持精神上的活力，多做一些自己熟悉的事情、愛好的事情。這樣的中老年人就會覺得心裡非常充實，總是會有幹不完的活，做不完的事。

人們經常會說緬懷往事是一個人衰老的表現，而總是嚮往明天的人則是充滿朝氣的表現。

一個人到了中老年，則必須摒棄「人到老年萬事哀」的消極情緒，更不要感歎自己追悔莫及的人生。

正所謂「往之不可諫，來者猶可追。」沉湎於往事就會讓你的意氣消沉，永遠邁不開前行的腳步，也會讓你覺得自己的來日無多，生活變得越來越沒有意思了。

當然，任何事情也都是辯證的。老人不服老，如果過了火，那麼往往就會產生適得其反的效果。在現實生活當中，有很多不服老的老年人，因為各種各樣的原因逞強好勝，互相攀比，結果不僅落下了疾患，甚至還丟掉了生命。因此，「老夫聊發少年狂」，一定要把握好分寸，量力而行。

中年男性慎防灰色心理

「灰色心理」一詞最早源自於美國，美國的社會醫學家們經過調查發現，很多到了中年的男性經常會出現消沉頹廢，鬱悶不樂等一系列不良的心理狀態，而這種心理狀態又被稱為是「灰色心理」。如果「灰色心理」得不到及時的防治，不僅會影響到我們的正常工作和生活，還會對我們的身體造成嚴重的危害。

那麼，中年男子為什麼容易患灰色心理疾病呢？主要原因是中年人在生理上已經開始由生長旺盛期進入到了緩慢衰退期，並且開始感覺到自己逐漸與現代社會的快節奏生活和工作脫節了，正是在這樣一種「內憂外患」的情況衝擊之下，心理上面也就開始出現了偏差，而且，之前不管是從家庭，乃至社會，都以支柱自居的中年男人，他們的失落感與灰色情緒肯定要比女性厲害的多，所以，中年男性才會出現一系列的「灰色心理」。

那麼，我們要如何防治和改善「灰色心理」呢？

（一）加強修養，遇事泰然處之

任何生命總是由旺盛走向衰老，直到最後死亡。可以說這是人類無法改變，更不能夠抗拒的一種自然規律。因此，為自己的生命衰老而感到耿耿於懷這是沒有必要的，我們應該培養豁達的個性，能夠平靜地接受人到中年生理上面出現的種種變化，並且隨之進行調整，選擇一個適合自己的生活和工作節奏，更要學會去主動避免因為生理變化而發生的對我們心理上面所造成的衝擊。

（二）合理安排生活，培養多種興趣

當一個人在沒有事情可以做的時候，就會開始胡思亂想，因此，一定要合理安排工作與生活，在我們的精力下降之後，還應該依舊維持適度緊張有序的工作，這樣可以有效避免心理上面所滋生出來的失落感，也會讓我們的生活變得更加的充實，而一個充實的生活對於改善人的灰色情緒與灰色心理是非常有幫助的。

與此同時，我們還需要培養自己的多種興趣，一個愛好廣泛的人總是會覺得自己的時間是那麼的稀少，生活的豐富多彩則能夠有效驅散灰色的情緒，並且可以增強生命的活力，令我們的人生變得更加有意義。

(三) 適當變換環境

如果一個人在一種缺乏競爭的環境裡工作就非常容易滋生惰性，不求上進，更容易誘發「灰色心理」。而進入到一個新的環境，接受一些具有挑戰性的工作和生活，這樣就能夠有效激發人的潛能與活力，透過變換環境進而達到變換心境的目的，讓我們可以始終保持健康向上的心理，有效避免灰色心理的侵蝕。

除此之外，我們還應該多效仿年輕人，以便從中感受到生命的活力，這樣也能夠起到延緩心境衰老的作用。

四十歲的男人，千萬別只剩一張嘴

睡不好、沒性趣、有三高！一本寫給所有中年男人的健康注意事項

作　　者：盧維
發 行 人：黃振庭
出 版 者：崧燁文化事業有限公司
發 行 者：崧燁文化事業有限公司
E-mail：sonbookservice@gmail.com
粉 絲 頁：https://www.facebook.com/sonbookss/
網　　址：https://sonbook.net/
地　　址：台北市中正區重慶南路一段六十一號八樓 815 室
Rm. 815, 8F., No.61, Sec. 1, Chongqing S. Rd., Zhongzheng Dist., Taipei City 100, Taiwan (R.O.C)
電　　話：(02)2370-3310
傳　　真：(02) 2388-1990
印　　刷：京峯彩色印刷有限公司（京峰數位）

定　　價：375 元
發行日期：2021 年 10 月第一版
◎本書以 POD 印製

國家圖書館出版品預行編目資料

四十歲的男人，千萬別只剩一張嘴
：睡不好、沒性趣、有三高！一本寫給所有中年男人的健康注意事項
/ 盧維著 . -- 第一版 . -- 臺北市：崧燁文化事業有限公司 , 2021.10
面；　公分
POD 版
ISBN 978-986-516-875-9(平裝)
1. 保健常識 2. 健康法 3. 男性
411.1　　110016347

電子書購買

臉書